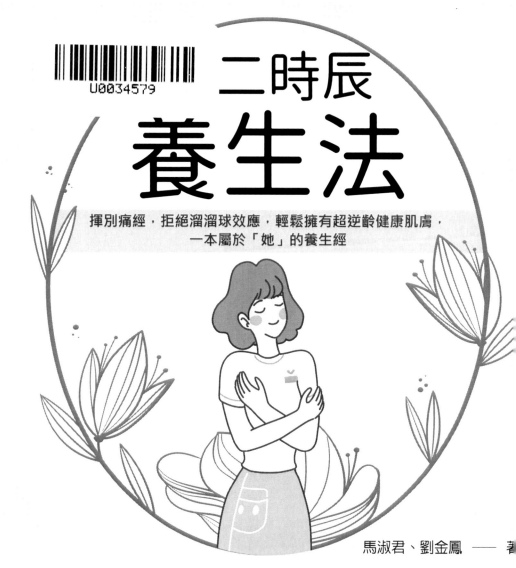

二時辰 養生法

揮別痛經，拒絕溜溜球效應，輕鬆擁有超逆齡健康肌膚，
一本屬於「她」的養生經

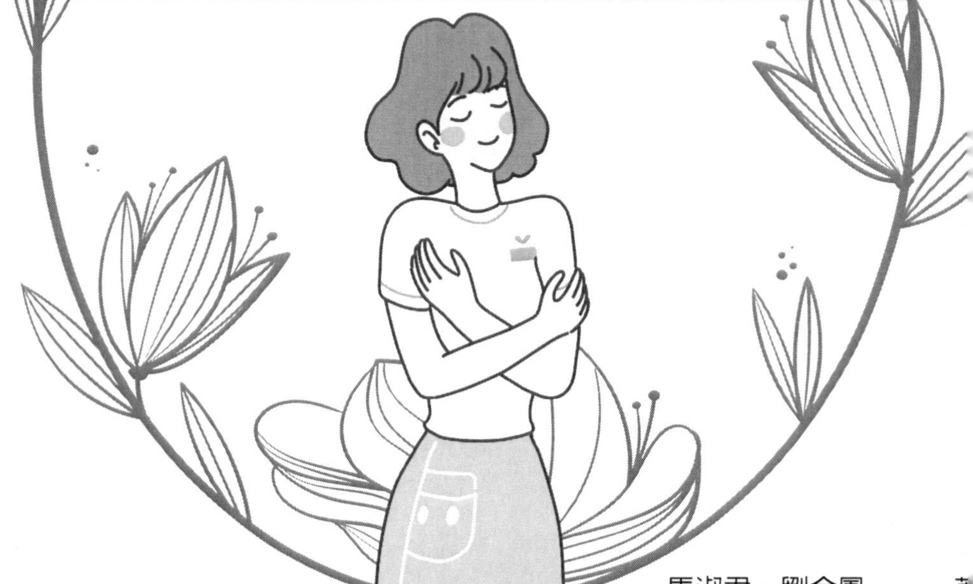

馬淑君、劉金鳳 —— 著

在「正確的時間」做對的事情，
「這些地方」一下子減去20歲！

補血 × 養氣 × 瘦身 × 美顏，決定健康的12個關鍵

跟著十二時辰的步調養生

▶減肥不反彈，維持穠纖合度好身材

▶天然微醺蘋果肌，讓妳擁有健康逆齡肌膚

▶養顏更養心，跟體內的「女人病」說BYE BYE

崧燁文化

目錄

目錄

第五章　辰時——民以食為天，食以「胃」為先

第十二章 亥時——陰陽交替，在睡夢中進行美麗的蛻變

目錄

前言

醫學的瑰寶《黃帝內經》早就發現了人的健康養生也是有規律可循的，提出了養生與十二時辰有著密切的關係。由於每個時辰都會有不同的經脈「值班」，人體內的氣血也會按照一定的節奏在各經脈間起伏流注。為此，養生要順應身體的規律和它自身的循環運轉，即養生要注重「因天之序」，注重日出而作，日落而息。循序而動，才能獲得良好的養生效果。

現代女性扮演了社會、家庭的雙重角色，壓力越來越大，要身體健康，不僅要有較高的IQ（智商）、EQ（情商），還要有較高的的HQ（健康商）。

女性要有健康的生活方式，其中很重要的兩條就是飲食和作息。而人體各器官有各自活躍的時間，人體作息也應當以此為準。因此在作息上要有規律。

對於女人來說，注重十二時辰養生尤其重要。本書從日常生活著手，幫助女性朋友解讀《黃帝內經》裡的養生智慧。年有十二月，日有十二時，五臟六腑有神明。只要我們每天按照規則好好生活，在正確的時間做正確的事，好好吃飯、好好睡覺，供養好我們的先天真元。

前言

關於女性養生類的圖書不少，然而真正從黃帝內經十二時辰養生的角度專門談女性健康的書可以說一本都沒有。有人說，女人是水做的，女人的髮膚和臟器是最為嬌貴的，而人體養生應該注重跟太陽運行規律相契合，即十二時辰養生法。

本書在內容寫作上注重女性養顏、美體、心理上健康的問題。中國傳統文化，包括文學、醫學等等，有著上下五千年的悠久歷史。其中，《黃帝內經》作為醫家之宗，不僅是中華炎黃子孫的驕傲，更是先人對所有炎黃子孫的恩惠。

本書全面而具體對女性養生的方法加以闡釋及指導。對於「愛美之人皆有之」的女人們來說，誰不希望牽住青春年華？可誰又能與歲月抗衡呢？於是，權威、實用、有效的養顏方法便有廣闊的市場空間。客觀來講，與其說這種空間是女人們的希望，不如說它是女人們的需求。

本書集高CP值、經典、權威、實用、有效於一身！願每一位選擇此書的女性讀者，都能夠美顏永駐！

第一章　子時

——睡眠是最佳美容聖品

做個健康的睡美人

早睡早起最能使美麗的臉鮮豔，並從很大程度上減少化妝品的花費。睡覺對於女人保養容顏是十分重要的。中醫養生歷來主張睡「子時覺」，這並不是沒有依據的。《黃帝內經》中認為，「夜半為陰隴，夜半後而為陰衰」。這裡所說的「夜半」即為子時，也就是說晚上十一點至凌晨一點之間，是陰氣最重的時刻，此後陰氣減弱，陽氣漸長，亦有「一陽初生」之說。我們都知道「陰主靜，陽主動」，我們的作息時間也應當與之相適應，因此子時陰氣最重，最適合女人在睡夢中養護新生的陽氣。

「子時覺」針對女人而言，也可以稱為「美容覺」，因為子時氣血流向膽經。《黃帝內經》中說「凡十一藏，取決於膽也」，也就是說心、肺、腎、肝、脾、胃、大腸、小腸、三焦、膀胱，加之膽，以上十一臟器功能的發揮，都取決於膽氣的生發。此時陰極而衰，陽氣開始生發，而靜——睡眠就成了養護陽氣最好的辦法。中醫養生認為，「陽強則壽，陽衰則夭」。意思是說，陽氣為生命之本。有的女人常常以工作為擋箭牌，或是找各式各樣的藉口錯過「子時覺」，在這個時候熬夜，就會將剛剛生發起來的陽氣消耗掉，這對女人養顏是極為不利的。

曾有一個年過三十的張小姐向我抱怨：「我每天一照鏡子總是看見一張有著濃重黑

眼圈、且憔悴發黃的臉，而且我最近十分容易發怒，活像個自怨自艾的黃臉婆！」

黑眼圈，臉色發黃，這明顯是缺少睡眠的症狀。但容易發怒，是因為膽氣失調的緣故。為何會膽氣失調？後經詢問得知這位張小姐夜裡經常失眠，而且睡眠不規律，午夜基本都處於精神興奮的狀態，要到凌晨才能入睡，並且要到下午才起床。這樣一來，儘管每天也都能睡夠七八個小時，但是錯過了最佳的睡眠時間，因而達不到護膽養顏的效果。

《黃帝內經》中說：「上古之人，其知道者，法於陰陽，和於術數，食飲有節，起居有常，不妄作勞，故能形與神俱，而盡終其天年，度百歲乃去。」就是說，上古時代的人，那些懂得養生之道的人，能夠取法於天地陰陽自然變化之理而加以適應，調和養生的辦法，使之達到正確的標準。飲食有所節制，作息有一定規律，既不妄事操勞，又避免過度的房事，所以能夠形神俱旺，協調統一，活到天賦的自然年齡，超過百歲才離開人世。可見，萬物由陰陽而生，天地的變化、氣候的變化、人體的生長都由陰陽的變化而成，只有符合四季陰陽消長的規律，使陰陽協調，人體才能健康。

眾所周知，男屬陽，女屬陰。女性本就陰氣較重，然而要想駐顏有術，必須要陰陽平衡。如何養陽補陰，最好的辦法就是在子時睡個「美容覺」。但因個人體質不同，「美容覺」的功效也各不相同，要想「美容覺」事半功倍，就需要一些事前準備。一般我推薦輕熟齡族只要在睡前澈底清潔肌膚，並做好保溼工作，以便於夜晚皮膚的自身修復就可以了。而熟齡族就要特別注意在睡前護理肌膚，比如全面按摩臉部，並塗上有抗皺成分的晚霜。

很多熟齡肌膚都呈現油性，這就使得很多女性為了保持肌膚的「清爽」而忽略了晚霜，實際上，出油是因為皮膚中的水油不平衡，分泌油脂是為了保護過分乾燥的皮膚，因此油性皮膚的人更需要在晚間運用正確的方法對出油缺水不平衡的肌膚狀況進行調整。當然，如果能夠每天在睡前洗個熱水澡，至少能夠用熱水充分的泡腳，然後用潤膚露或潤膚油按摩肌膚，使全身充分的放鬆，不僅利於安眠，更能使肌膚更好的吸收陽氣，有美容養顏的功效。

夢中 SPA——陽氣

子時是人體陽氣初生的時候，在這時，靜心睡眠養護陽氣對身體有莫大的好處，睡夢中讓陽氣為肌膚做免費的 SPA，何樂而不為?

SPA 是近年來在都市中風行的一種休閒健康養生新概念，以達到美容、減壓目的，為潮流人士和愛美女士所歡迎。提到 SPA 就不得不提到「水療」，SPA 起源於國外，有著悠久的歷史，「SPA」一詞源於拉丁語 Solus Par Agula，意為：「健康之水」，在歐洲國家是一種十分流行休閒文化，千百年來受到人們的追捧，故延續至今，風行世界。國際上將其定義為：休養、思考、新生的時間和空間。一般來講，SPA 包括水療美容與養生兩個方面，現代 SPA 通常是藉由對五大感官的「刺激」進行各個部位的放鬆的（如音樂、按摩、聞花香、飲茶、休閒自然景觀等），使身體和精神都得到休養，精氣神三合一，達到減壓的目的。如今的 SPA 早已成為了美麗補給者，對於愛美的女性朋友來說，有時間去做 SPA 真的是一件非常享受的事情，可是由於時間緊張公務纏身、或是懶得光顧大大小小的養身館，那麼在家也可以做到像 SPA 那樣的療養。

如同水療一般，子時之前睡覺也對身體有養護的效果。睡夢中身心得到最大程度的放鬆，身體裡生發出來的陽氣保護著內臟，使全身的器官能夠正常有效工作和休息，陽氣足，膽氣也足。

陽氣是身體的衛氣，能夠保護好人體的安全。人類每日活動在地球上，在藍天白雲下美好的生活著，但卻經常面對大自然對我們健康的威脅，有的人身體很健康，但是有些就會時常生病，這是與人體內陽氣息息相關的。

晚上女人是做皮膚保養的最佳時間，白天紫外線光線強，皮膚水分少，經過陽光照射更容易使皮膚出現色斑，而且還會使毛孔變大，出現斑點。而在晚上做做 SPA 就可以緩解這些症狀。

所以它對人體來說，既有保健的作用，又有養顏的作用。SPA包括的內容多種多樣，例如：水療、按摩、芳香療法等等，長期堅持做SPA可以讓人得到身體上的放鬆和精神上的愉悅。

對於女性朋友來說，保護好陽氣就是最好的SPA，不需去養生館花那個錢。世間萬物無一不是依靠太陽才能成長生存的，人體亦如此，只有經常接觸溫暖的陽光，人體內才能聚積足夠的陽氣，也才能使身體的一切機能正常運轉，這樣，人體才不易生病。

人類應該在子時入眠，因為只有順應天時，才能讓體內的陽氣慢慢聚積起來。但是大部分人對陽氣只有一個模糊的概念，不了解它的真面目，也不了解它對我們的身體有什麼影響。要說陽氣，也很簡單，《黃帝內經．生氣通天論》篇中就說到過：「陽氣者，若天與日，失其所則折壽而不彰。」意思很淺顯，就是說，人體的陽氣與太陽有著相似的作用，若是人體內沒有充足的陽氣，就像花草樹木沒有陽光充足的灌溉一樣，會縮短人的壽命。

常言道：萬物生長靠太陽。是的，但是人類也離不開陽光的照耀，因為人體需要陽氣來保護身體。在中醫裡面，陽氣叫作「衛氣」，是我們人體的保衛「士兵」。如果人缺乏陽氣，體內的五臟六腑就會出現問題，例如：腎陽虛、脾陽虛等等，這時，整個身體處於一種陰暗潮溼的環境當中，溼濁內聚，疾病叢生，連性格都會變得「內有憂愁暗恨生」，因此，從古到今的中醫學家都著重強調陽氣的重要性。

如今人們的生活方式就是很傷陽氣的，尤其是在夏天，過度吹冷氣、吃冰品、喝冷飲等這些不良習慣，都極其傷害人體內的陽氣。有位著名的中醫學家說，在他整個醫治病人的生涯中，很少有人會陰虛，大部分病人都有陽虛的症狀。由此可見，在現代生活中，陽氣很容易受到傷害。

在現代都市，尤其是上班族，幾乎每天都要加班熬夜，但是這種習慣是所有不良習慣中最傷陽氣的。當到達子時的時候，陰氣就會漸漸減退，陽氣開始在體內聚積，如果在這時，妳沒有睡覺，陽氣就不易成長起來。在這時最好的做法應該是馬上睡覺，這樣才能使陽氣在體內慢慢成長起來，為我們身體內的各個器官罩上一層保護膜。可是為什麼要補充陽氣呢？因為人們在白天的活動或工作中，會消耗身體很多陽氣，若不在晚上修補，體內陽氣就會大大缺損，使人變得弱不禁風，而且還會使其他養生方法無法發揮應有的作用。可以說，養生的前提就是體內要有充足的陽氣。

不反彈的瘦身方式

很多女性都想擁有一個性感火辣的身材，愛美之心人皆有之，值得努力而為之，可是基於各方面的原因，女性朋友們都沒有太多時間和精力可以花在塑身這方面，而有一種不反彈的懶人瘦身法卻是適合所有人的，這就是睡覺瘦身法。

在日本的最新研究成果顯示，這項成果研究出了使人發胖的主要因素，人體內生長激素分泌不足是引起人體發胖的真凶。生長激素是腦下垂體細胞分泌的蛋白質，是一種肽類激素，在人體發育過程中有促進肌肉和骨骼生長的作用，也加速了對脂肪的消耗。既然是生長激素，那麼它也會隨著人體的生長發育而產生變化，年齡越大，生長激素的分泌量越少，在人體活動三十年後，生長激素的分泌量迅速下降，中年發福基本是因為這個原因，身材走樣，脂肪堆積。女性朋友們年輕時的身材很難保持，體態也趨於臃腫，影響到自己的形象和氣質。即使在飲食上嚴格控制，也很難保持二十歲時的身材。生長激素只在晚間睡眠時才分泌，入睡後一個半小時裡生長激素的分泌量最為旺盛，這時候熟睡的人們身體機能運作會相對緩慢，可是新陳代謝依然在進行。

根據最近日本的相關研究成果，我們可以知道，若是人體內沒有充足的生長激素，就容易造成肥胖，而這也是肥胖的主要原因。人體內分泌一定量的生長激素，既有利於骨骼和肌肉的生長，又促進體內脂肪快速消耗。但是人的年齡越大，這種激素的分泌量就會越少，尤其是三十歲以後，這種激素會大幅度下降，因此，我們可以看到身邊的很多接近中年的男女「拖著」一身肥肉在街上行走。對著這些人來說，睡眠可以有很好的減肥效果。這是因為人體在夜晚入眠時才分泌生長激素，特別是入睡一個半小時以後。人體在夜晚入眠後，雖然身體的一切機能都會運作緩慢，但是體內的新陳代謝卻從未停止，熱量會不停的消耗掉。身體年輕健康的，新陳代謝就會旺盛，在夜晚睡覺時就會消耗越多的脂肪。

睡覺可以瘦身已經被醫學界所證實，他們認為睡眠和瘦身有著不可分割的關係。選擇在正確的時間睡覺非常重要，因為這樣的睡覺如果有很高的品質，就可以影響肽類激素和飢餓激素等一些激素的分泌，這兩種激素都可以左右人的食慾。而且如果可以在睡前補充一些胺基酸，還能夠加速人體的基礎代謝。因為它可以把消耗掉的脂肪變為體能，有瘦身美體的作用。因此，愛美食的朋友們既然戒不掉，就採用正確的方式睡覺吧。

肥胖不用運動，不用節食，只要睡覺就可以減肥了，是不是覺得很不可思議？有些人經常會感嘆，自己吃這麼少怎麼就是瘦不下來呢！很可能是因為妳的睡眠不充足。科學證明，當人處於熟睡中時，就會大量分泌一些荷爾蒙出來，它可以轉化人體內的脂肪。如果沒有足夠的熟睡睡眠，這些本可以轉化為能量的脂肪就會聚積在人體的各個部位，使人變胖。

除此之外，低品質的睡眠或是短時間的睡眠，會讓人食慾大開。通常熬夜加班的上班族在夜晚下班後還會再吃一份宵夜，這樣就更容易發胖了。所以，能夠不熬夜的人就不要熬夜，不要等面容憔悴、身體肥胖的時候再後悔感嘆。每天按時睡覺，按時起床，養成一個良好的睡眠習慣，對美容、瘦身都是十分重要的。

睡眠瘦身法四大關鍵點：下面是如何睡覺瘦身的方法，大家來學習一下吧。

1．睡眠時間有規律。

先確定好妳在早上幾點起床，然後在這個基礎上往前算八個小時左右，就是妳應該入眠的時間了。不僅如此，每天還要保持同樣的睡眠時間，讓身體的各項機能有規律的進行運轉。有些人喜歡在週末睡懶覺，到吃午飯的時間了才起床，這種做法是萬萬不可的，一兩次不按規律的睡覺或起床可能就會打破身體已經形成的生理時鐘，從而造成肥胖。

2．每天保證八小時睡眠

通常情況下，人們只要六到八小時的睡眠就可以恢復體力、獲得能量了。如果妳工作實在太忙無法實現八小時睡眠，那一定不要錯過十一點到兩點之間的時間，在這個時間段內，妳一定要入睡。因為人體在這個時間段新陳代謝是最活躍的，可以盡快緩解一天的疲勞，排清體內的有害物質。否則，有害物質越積越多，就會讓妳越來越胖。

3．遠離咖啡因

含咖啡因的飲料可以讓妳在熬夜時不打瞌睡，充滿活力，但若是在睡前喝這些飲料，就會讓妳輾轉反側、無法入睡。此外，也不要在臨近夜晚的時候大量飲酒，這樣雖然可以讓妳沉入睡眠中，但是醒來後會讓妳頭痛萬分，不妨用紅酒來代替其他酒品，可以加速妳的入眠時間，但也不可過量飲之。

4．睡前準備

睡前散步有助於睡眠，但是太劇烈的運動會讓妳興奮得無法入睡。所以在睡覺前盡量做做安靜的活動，例如：看書、熱水浴、散步等等。此外，不要在夜晚沉溺於電視劇和遊戲之中。

為了健康美麗，拒絕宵夜的誘惑

宵夜在生活中越來越多樣化、越來越美味，很多人都喜歡在睡前吃宵夜，一來是可以在夜裡填飽肚子，不會在半夜餓醒；二來可以豐富夜生活。女性朋友們或許有這個習慣的不太多，如果有，就盡快戒掉吧。想知道為什麼嗎？下面我們來講講宵夜的危害。

宵夜對膽汁的分泌有阻礙作用，這樣一來不僅僅危害了妳的身體健康，外觀上也會對妳的形象有所損害，它的副作用已經影響到妳的體形，吃宵夜發胖是眾所周知的了。

保持一個良好的身材，擁有健康的體魄和良好的生活習慣，這才是養生的正確方式。

減肥不是所有女人都需要的，卻是女人永恆的話題，無論環肥燕瘦，都對減肥抱有不滅的熱情。「楚王好細腰，宮中多餓死。」也許是為了博意中人一顧，也許僅僅是為了追求火辣的身材，減肥成為了女性朋友走向與食物、錢包、減肥藥對抗的不歸路。許多女性朋友在減肥的艱辛路上不但沒有成功瘦身，反而肥了很多廣告商和藥商的錢包。越減肥，肉越掉不下，越是不自信，身心憔悴，這樣的悲劇在我的一個朋友身上總是重演，而她，總是捨棄不了心愛的宵夜。

其實要想有效減肥，宵夜是必須戒掉的。「馬無夜草不肥，人無夜食不壯。」這句俗話說的一點都沒錯，宵夜能增肥，這一點也毋庸置疑，不管男人女人，常吃宵夜總免不了長肉，形體也難免走樣。

由於太晚吃宵夜會對膽汁的分泌有阻礙作用，經常熬夜的人在十一點的時候都會感覺到肚子是空的，還會發出聲音。因為在這個時間段人體陽氣初生，這時候最應該做的是去休息，養護陽氣。人體在靜止不運動的情況下，陽氣的消耗才能降到最低量，這時候陽氣就慢慢生發起來了。如果妳在十一點也去休息了，在睡前還吃了點東西，那麼同樣沒有養陽的作用。因為那時候妳雖然睡了，但是腸胃還在工作，還得替妳解決掉這點內存，腸胃一開工，陽氣就得來幫忙，剛生發出來的微弱的陽氣實在是不夠用。膽主少陽脈，少了這一點少陽之氣，膽功能就會受到影響。長年累月的，膽經不堪重負，膽汁分泌會不正常，將減少分泌。膽汁是幹嘛的呢？膽汁是人體用於消化脂肪的重要物質，若膽汁分泌不足，則脂肪沉積、身體發胖。經常吃宵夜的女人減肥無效不足為奇。

這個問題大致來說是這樣的，我們可以透過觀察頭髮來看待這個情況。但凡膽虛之人，頭髮必然多油。這個特點很明顯，女人長髮，清理起來會較麻煩，對此也會很糾結。這是因為膽臟功能下降，無法充分有效分解掉攝取的油脂，並以肝熱等原因，油脂就從髮根處排了出來。減肥女性們如果注意拍打膽經，會收到不錯的減肥效果。由於拍打膽經刺激了膽汁的分泌，促進體內脂肪的分解，對於熱衷此項偉大事業的女性朋友來說，這個方法值得一試。

對於加班族來說，夜裡加班不讓吃東西確實是沒人性，是非吃不可？還是非餓不可？其實有一個兩全其美的辦法，那就是吃一些能解決飢餓又能補充機體的食品。作為非吃不可的宵夜，粥就是最好的選擇。粥的本質是清淡的，易於人體吸收，也有補氣生津、啟脾益胃的作用。粥食養生有著悠久的歷史，粥在古代稱「糜」，《本草綱目》裡面曾有粥記一文，大讚喝粥之妙，其言曰：「極柔膩，與腸胃相得，最為飲食之妙訣也」。陸放翁亦有〈食粥〉詩稱讚云：「世人個個學長年，不悟長年在目前。我得宛丘平易法，只將食粥致神仙。」由此可見食粥養生是很好的，女性朋友可學習如何熬出一手好粥。

山藥粥可以替代有礙身體健康的宵夜，做法是：取新鮮山藥二兩洗淨切片待用，水燒開時與粳米三兩下鍋同煮，可補脾益氣，生津益精。每個人的喜好不同，粥的做法又何止數種，每個人都可以選擇自己喜歡的粥品，也會有各自不同的功效，比如白蓮煮粥治失眠、紅棗煮粥可養顏、山藥煮粥益氣補血等等。另外，喝粥宜淡不宜鹹，宜早不宜遲，八九點喝點粥，到十一點也就消化完了，不會影響休息和陽氣的生發。

愛美的女人們要謹記：拒絕油膩豐盛的宵夜是對身體健康負責，養成一個好的生活習慣才是身體最好的補品。

想要黑髮飄逸？疏通膽經最關鍵

女人應該要有一頭烏黑亮麗的黑髮，那種不燙不染的風采是自然、是清麗。綠雲墜肩，步搖為古，那流淌在指尖的溫柔，怎是一掌就能握滿的？

然而紅顏易老，玄鬢生霜，是妳我也無法逆轉的事實。少年白頭意如何？莫道才高早衰，餘時不妨參醫書，膽經氣血不足原是病根，疏通膽經方能解決問題。

幾乎所有美女佳人都搭配著一頭飄逸黑髮，君不見「小山重疊金明滅，鬢雲欲度香腮雪」、「綠雲傾，金枕膩」幾乎所有的憂愁都凝白了烏髮，君不見「高堂明鏡悲白髮，朝如青絲暮成雪」、「白髮三千丈，緣愁似個長」、「莫等閒，白了少年頭，空悲切」、「故

想要黑髮飄逸？疏通膽經最關鍵

國神遊，多情應笑我，早生華髮。」頭是人之元，頭髮妝點出人的形象氣質，頭髮烏黑的女人自然是最具青春活力的，誰人不喜歡？

而在生活中，有一些青年人滿頭黑髮中卻冒出幾根與眾不同的銀絲，這未老先衰的模樣多少使人心理有壓力，對於女人來說，這更讓人難以忍受，「白髮魔女」的稱號可不是那麼好聽的。中醫理論認為，少年白頭多少膽經氣血不足導致的，要想讓白髮生青，治本是關鍵。見白頭髮就拔這種近乎自殘的手法對治療白頭基本上產生不了任何作用，拔了的白髮很快又會再長出來，這只是逞一時之快而已。如果白髮過多，那妳還敢去拔嗎？如果妳選擇染髮也是可以的，不過妳也應該知道染髮的危害，不光損害髮質，也會對身體健康產生不利影響。曾經見過一個染黑髮的女子，等到白髮再長出來的時候，黑白相間的髮根上面還覆蓋著一層黑髮，那個樣子有多怪異，誰看誰知道。

愛美的女人們，要愛護好這光鮮的外表可得用點心了，像少年白頭這類症狀還是有對策的，首先我們要知道少年白頭是怎樣形成的。

人體的生長是有規律的，男人每過八年生理上出現一次較明顯的變化，而女人是每七年一次，按照《黃帝內經》上面說的：女人「六七，三陽脈衰於上，面皆焦，發始白。」男子「六八，陽氣衰竭於上，面容憔悴，髮鬢斑白。」也就是指女子四十二歲、男子四十八歲的時候身體陽氣到了一個衰竭的階段，面容憔悴，頭髮開始發白，兩鬢微霜，這樣就容易有年華易逝、光陰荏苒的感慨。

那麼兩鬢為何會有染白呢？其實在中醫裡，頭髮還稱作為「血餘」，精和血是頭髮的能源物質。如果精血充足，則頭髮無油、亮麗、少頭皮屑，反之則乾枯變黃變白。因為精血及津液的生成都是由陽氣而化，若是陽氣衰減則氣血不足，那麼頭髮得不到營養，必然會發白變枯。一旦頭髮變白，我們就可以知道這是由哪方面的原因引起的，進而可以有效治療白髮。少年白頭說明陽氣不足，定是少陽膽經出了毛病。膽經是從面部的外眼角開始順著頭部兩側往下走，如果這地方氣血不順，那麼長出白頭髮也沒什麼奇怪的了。要治療少年白頭就得疏通膽經，調理氣血，氣血好，頭髮就健康。人群中臉色好、氣血充足的女人就很少出現白頭髮，因此養護膽經是防止白髮早發的最佳方式。

疏通膽經可以選擇敲膽經，這是養生專家推薦的，是透過敲打膽經上的重點穴位來達到舒經活絡的目的的。還有一個辦法是梳頭髮，就是用自己的手來完成的。女性朋友要是懶得大展四肢去做按摩，那麼採用此方法省時省力十分可行，做法是把五指當做梳子由前到後梳理頭髮，力度適中，對頭皮可進行細微的按摩，這樣反覆百次以上使頭皮微熱即可收到效果。中醫理論認為頭部為諸陽之會，分布很多經絡，如膽經、膀胱經、胃經等，按摩頭皮可舒通這些經絡，促進陽氣的生發。陽氣足則氣血足，氣血足則白髮無。有了氣血的滋補，頭髮自然烏黑濃密，使人不復有白頭之嘆，去除女性銀絲撩人的煩惱。頭髮越秀美，人越精神，氣質形象越好。

健康的美人，濃密的黑髮，這樣的搭配養眼也養顏。「早生華髮」是身體給的健康訊號，女性朋友對此加以重視便可防治一些身體疾病，不僅保障身體健康，也可以保住了自己的美麗時光，生活怎能不美好？

第二章　丑時

——肝臟是女人美麗的源泉

深度睡眠，讓肝臟來淨化血液

很多人認為養肝是一件很困難的事情，其實養肝一點也不難，對於肝臟來說，最好的養生方式就是能夠每天找一個時間臥床休息，也就是睡覺。

據說在中國古代，有一位名叫陳摶老祖的神仙一樣的人物，他非常善於用睡覺來養生，並且也因此而出名。據說他睡一次覺，要到八百年之後才會醒來。當然，這僅僅只是一個傳說，但是確實告訴人們睡覺的確是一種非常好的養生方法，特別是對於女性來說，由於天生體質比男性虛弱，更應該注重睡眠的品質。

當我們在睡覺的時候，肝臟能夠得到血液的滋補。在《素問．五臟生成論》中說：「故人臥則血歸於肝，肝受血而能視，足受血而能步，掌受血而能握，指受血而能攝。」這句話的意思是說，當人躺在床上的時候，血液就會流回到肝臟當中，而肝臟有了血液的滋養，才能夠讓我們有良好的視力，腳有了血液的滋養才能走路，手掌有了血液的滋養才能彎曲把握，手指有了血液的滋養才能抓住東西。我們每一個人之所以能夠看、走、握、攝，這些都是與肝臟和血密不可分的，有的女性希望自己的皮膚光澤豔麗，氣質迷人，這些都需要「臥」，讓自己好好躺下來睡覺，這樣才能夠讓肝臟得到最好的滋補。

有一些女性，平時總是熬夜，甚至熬到後半夜兩三點才睡覺，所以看起來她們的氣色非常不好，而且動不動就喜歡發脾氣。

王麗萍女士是一位非常成功的女性，她的年齡剛剛過了四十歲，可是最近不知道是什麼原因，總是無緣無故對身邊的員工發脾氣，甚至有的時候下班回到家裡也會對自己的丈夫和孩子發火。結果弄得大家在她面前都是小心翼翼的，並且王女士的臉色也變得越來越難看。

原來由於工作原因，王女士最近這段時間總是加班到很晚，幾乎每天兩三點才能夠休息，而我們大家知道，肝藏血，人臥血歸於肝，到了肝經當值的時候妳卻不睡覺，這樣怎麼能養好血、養好肝呢？肝失所養，那麼自然就會出現肝氣不舒、肝鬱氣滯等問題，自己也就非常容易發脾氣了。

其實，睡覺可以為肝臟創造一個良好的環境。當我們人體處於休息，或者是情緒穩定等狀態的時候，身體當中所需要的血液就會不斷減少，這樣就會節省出的大量血液，而這些血液就會儲藏在肝臟當中。而等到身體處於運動或者是情緒激動的狀態時，肝臟就會排出它原來儲存的血液，並且把這些血液分配到身體的各個地方，從而滿足我們機體活動的需要。正所謂「人動則血運於諸經，人靜則血歸於肝」，也正如《黃帝內經》所言「臥則血歸於肝」。

所以，想要成為一名亮麗迷人的氣質女人，一定要在丑時保持熟睡，而這就需要我們盡量在子時前就寢，這個時候肝臟就能夠得到最大的養護。丑時一定要躺到床上睡覺，而且在這段時間內還要處於「睡著」的狀態。

當然，現在工作的壓力越來越大，很多上班族不可能每天都在子時就寢，那麼我們退而求次，如果在第一天沒有休息好，那麼在第二天也應該再找一個時間，適當休息一會兒，只有這樣才能夠有助於強化肝臟，保護好我們的肝經。

養好肝血，回眸一笑百媚生

作為人體最重要的器官之一——肝臟，它的作用，曾經在《黃帝內經》裡這樣說過：「久視傷血，久坐傷骨。」很多的電腦族經常會出現這樣的情況，視力會變得越來越模糊，眼睛也變得越來越乾澀，造成這種症狀的原因正是因為肝臟不能滋潤雙眼。因此，若是想要保護好自己的眼睛，首先就是要保護好肝臟。肝血充盈，才可以擁有明亮的世界。

經常會有女性埋怨，眼睛的視力開始下降，並且眼睛還會經常的感覺痠脹、乾澀。而往往開始埋怨的這些女性都是從事IT行業的女性，這些女性的眼睛長期對著電腦，自然就會出現這些狀況。

在現實的生活中這樣的問題隨處可見。特別是「電腦族」，眼睛就會因為長期的受到輻射而出現痠脹腫痛，視物不清等狀況。有些女性認為，這樣的問題並不是很嚴重，點一些眼藥水就沒關係了，但是事實卻不是如此，因為出現這樣的狀況就意味著眼睛在向我們發出警訊。

若是裁判亮出了黃牌，那就說明要中場休息了，若是亮出紅牌，那就只能是被罰下場。那麼我們要如何來保護自己的眼睛呢？若是想要養眼，首先就要養好自己的肝臟。一般為肝臟和眼睛的關係非常的密切。肝臟的經脈與眼睛是相連的，眼睛是否能夠正常的看見東西，與肝臟能否及時的輸血到眼睛相關。《靈樞》中這樣記載：「肝氣通於目，肝和則目能辨五色矣。」這句話的意思是，肝臟可以提供滋潤眼睛所需要的血液和陰津，只有在肝臟的功能正常的情況下，眼睛的視覺才會變得正常。若是一個人的眼睛非常的炯炯有神，這就顯示他的肝血非常充足；若是肝血虧損，眼睛的營養就會供不應求，也就會出現眼睛乾澀的狀況。通常情況下，人老了之後就會眼花，其中女性占了很大的一部分。這就是因為女性的一生都是以血為本的，耗血量也比男性多，隨著年齡的增長，肝臟的功能也會慢慢的衰竭，從而肝血就會不足，眼睛也就會越來越模糊。可見，肝臟與眼睛有很明顯的關係。

「久視族」的眼睛非常的脆弱，很容易受到傷害。所以中醫中有這樣一句話「久視傷肝，久坐傷骨。」電腦族每天都會對著電腦敲敲打打，肝血就會大量的消耗，如果女性晚上還有加班熬夜的習慣，也會影響肝血的循環。「目受血而能視。」若是肝臟一直消耗血液，眼睛就不會得到充足的血液，長久的這樣下去，就會出現一些眼科的疾病。所以說養肝是養眼的基本。

那麼女性如何才能將自己的肝臟養好呢？最好的方法就是要保持充足的睡眠。也許有些人會認為這個辦法很老套，但是這個辦法卻是最好的辦法。晚上也不要熬夜，最好能夠在十一點以前入睡，這樣肝膽就能夠得到充足的休息，肝血也能夠及時的回流。在生活中也是如此，要盡量避免自己的眼睛過於疲勞。若是妳經常對著電腦的工作族，就要每隔一段時間休息一會兒，並且看向遠處的風景，這樣眼睛就會得到適當的休息。此外，還可以為眼睛做一些適當的按摩。下面就是一些簡單的按摩方法。

方法一：頸部的按摩

將手掌輕輕的放在頸部，上下的搓動，也可以左右的搓動，這樣保持五分鐘左右，頸部就會有微微的灼熱感，這時候就可以停止了。這種做法可以促進頸部血液的循環。

頸部的血液循環一旦變得正常了，就會有充分的氣血上升到頭部，頭部的供血量會直接影響到視力。經常將頸部搓熱對自己的視力是非常有幫助的。

方法二：推搓兩脅法

將雙手輕輕放在腋下，將肋骨的間隙慢慢的推至胸前，然手等到雙手交叉的時候再返回。就這樣反反覆覆的三十次即可。

肝膽胰所在的位置，正好是兩脅指兩側下胸肋及肋緣部，因此經常的推搓這個部位，不僅可以保護肝臟，還可以增強肝臟的功能。

除了這些方法，在工作的時候也可以喝一些有養生功能的茶，例如菊花茶、枸杞茶等。最好的菊花茶便是杭菊，而枸杞則是選寧夏的枸杞為佳。《本草綱目》這樣記載：菊花「性甘、味寒，具有散風熱、平肝明目之功效。」而枸杞也有補血養肝的作用。若是將菊花與枸杞一起，那就是非常有營養的枸杞菊花茶。有些人還喜歡放一些冰糖在茶裡面，這樣的口感也十分的香甜，對眼睛的保護也有非常顯著的效果。

眼睛是心靈的窗戶。明亮度可以為我們的生活帶來無限的色彩，讓我們感受到有光明的快樂。有一雙明亮有神的眼睛也是所有女孩子的追求。因此，對於我們自己的眼睛，我們一定要多加愛護。所以說養肝是保護眼睛的前提條件，只有肝臟的血液充足，才可以看清這個世界。

再也不要叫我火爆美人啦

每個人都會有非常憤怒的時候。人一旦在憤怒的時候就會傷及到肝臟。「肝者，將軍之官。」但是當肝臟出現了狀況，後果是不可以想像的。所以對於我們的肝臟，我們要好好的保護它。因此，要保護自己的肝臟，平時就要少生氣或是不生氣，因此在生活中要學會修身養性。只有這樣，妳才會發現，疾病在不知不覺中已經離妳遠去了！

《黃帝內經》上有這樣的記載：「肝者，將軍之官，謀慮出焉。」後世的醫生王冰做過這樣一個解釋：「勇而能斷，故曰將軍。潛發未萌，故謀慮出焉。」將軍的肩上有著很大的責任，他會時時刻刻的保護著心臟的安全，同時還有排毒的作用，所以說，肝臟對於身體來說是非常重要的。如果肝臟出現了問題，那身體內的器官運行也會變得紊亂。所以我們一定要愛惜肝臟，不要讓肝臟出現問題。因為，生氣發怒是一件非常傷肝的事情。

從契機上來看，若是心情好，肝臟就會變得很溫和，若是心情不好，肝臟就會變得氣逆而衰竭。我們知道，一個人若是非常的憤怒，那麼肝火就會很旺盛，血氣也會上升，同時會出現面紅耳赤，腹痛腹悶，吃不下飯等症狀。這就是因為生氣而導致肝火上升所引發的。生氣的時候，肝臟中的血液就會隨著氣血上升到頭部，因此就會產生頭暈目眩等一系列的症狀。《素問．生氣通天論》說：「大怒則形氣絕，而血菀於上，使人薄厥。」這就是生氣所導致的後果。肝失疏泄，肝氣就會變成一匹脫韁的野馬，在體內橫衝直撞；肝氣若是橫衝直撞，那麼就會讓脾也失去了正向的運作，因此就會感到腹部脹；橫逆犯胃，同時若是肝臟出現了問題，胃也會出現問題，嚴重的時候，還會有吐血的症狀出現。就像三國裡面的周瑜，周瑜被諸葛亮三氣。隨即吐血身亡，這就是因為憤怒而傷及了肝火。所以，我們要好好保護自己的肝臟，就要少生氣。

但是在我們平時的生活中，怎麼會不生氣呢？因此，在我們生氣的時候，就要學會在生氣後將肝火釋放出來，若是將火氣憋在心裡，那麼會更加的傷害身體。所以，當別人向妳發火的時候，若是只是吼了幾聲，那麼妳就不要往心裡去。因為他將心裡的火氣全部都發洩了出來，肝臟也就會變得安全了。若是這股火氣長期的憋在心裡，那就會變得非常的危險。因此我們一定要明白，若是肝臟內有火氣，就要想盡辦法將他排泄出來，否則就會導致一個很嚴重的後果，那就是肝硬化。所以，我們在想要發火的時候一定不要強忍。也許發火這件事情在別人看來有些傷大雅，但是這樣卻比危害自己的身體好的多。

有一些女性最喜歡生氣的時候將氣悶在心裡，這樣，肝氣就不能很好的得到排泄，久而久之，就會變得肝臟鬱結。肝無補法，只有破法。若是不想讓肝臟變得鬱結，那唯一的辦法就是要哭出來。在中醫中有這樣的說法，肝為木，具有生發的特點，在志為怒；肺為金，在志為悲。金可以克木，所以悲克怒。若是一個人生了很大的氣，那麼唯一的解除肝氣的方法，就是要讓他哭。女性在生氣的時候通常都會喜歡哭，但是這時候也千萬不要勸阻，因為這正是一個排毒的過程。因為在哭過之後，心中的鬱悶也解開了，也就不會對身體造成傷害了。但是，若是哭的太多，那就會傷及到肺，也是不好的，因此，一定要注意不要過度哭泣。

當然，若是能做到不生氣，那便是最好的。生氣就是和自己的身體過不去。《老老恆言．燕居》說：「雖事值可怒，當思事與身孰重，一轉念間，可以渙然冰釋」。所以，我們要學著將自己的心胸變得豁達。這樣就需要我們學會修身養性，做一些自己喜好的事情，使心胸變得豁達，才不會有疾病找上門。

肝是女性最貼心的私人醫生

肝在女性的身體中扮演著一個非常重要的角色，那就是私人醫生，為什麼這麼說呢?因為它可以藏血，舒氣，還可以解毒。養護好它就等於養血，而女性只有養好氣血，才能夠面容姣好，身無疾病。

丑時，也就是在凌晨一點到三點之間的時間，在這個時間段內，肝經可以說是最活躍的，所以是它排毒和修復的最好時間。而只有人躺著，血液才能流轉至肝臟。

「臥則血歸於肝」，就是說在這個時候，進入深度睡眠才能讓肝臟進行更好的運轉。肝在五行中是木，所以要想養護好肝臟竅門就是要學會養護樹木。要照顧好它，梳理它的性情，養護樹木就需要有耐心、溫和的為它澆水、修剪，絕不能太過暴躁，當然愁眉苦臉也是不好的。那麼，養護肝臟也要像養護樹木那樣，要保持溫和、舒暢的內心，它才能正常進行它的一切功能。

肝臟在我們人體中，主要是為人體進行疏通、發洩的，以使全身氣血通暢，不積滯。而對於女性朋友，是經過對衝、任二脈的作用來進行肝的功能的。女性的月經、白帶等等一切獨有的生理問題都受多種臟腑的影響，但是與肝臟可是說是親密無間的，在古代就有人提出「女子以肝為先天」的說法。衝脈中血量很大，而女性的很多生理活動都與血液相關；任脈主胞胎，這也是只有女性才具有的功能，因此，女性的一生都離不開這兩脈。這兩脈與足厥陰肝經相連，也是肝臟的一部分，因此，肝臟的一切功能也可以作用於這兩脈上。

對於女性而言，肝臟功能是否正常可以影響其獨有的生理活動，肝的疏泄功能運轉沒問題，肝經的氣血通暢，那麼，任脈就會不積滯，月經就不可能推延而來，分泌的白帶也不會失常，孕育新生命也沒有問題。

肝臟還有一個功能對女性的健康也是有很大影響的，就是藏血，它能夠依照女性身體狀況進行調節血量，女子的月經和懷孕都離不開肝臟的這項功能。血液對於女性而言十分重要，在女性的一生當中，有很多時候是需要耗損血液的，月經、懷孕養胎、分娩，都與血液息息相關。如果女性肝臟虛弱，血液不強，還十分燥熱，那麼，就會出現頭暈耳鳴，眼睛紅痛，脅肋疼痛，面部五心燥熱，口乾舌燥，舌紅少苔等症狀。這些症狀也多是心情鬱悶，氣血鬱結所致，不過，我們說過肝是女性的私人醫生，所以，只要能夠使用正確的方法滋陰養肝，就能夠調理好自己的身體。在肝經上存在多種可以活血的穴位，有時間就按摩一下，可以保肝健肝。

1. **太衝穴**。這個穴位在腳背上的第一和二蹠骨中間的凹陷處。它是肝經的發源穴位。長期按摩此處，就能夠達到肝氣舒暢，血液暢通，通絡化瘀的作用，並能逐漸改善肋腹疼痛，頭暈目眩，月經紊亂等症狀。

2. **大敦穴**。這個穴位針對月經紊亂、閉經等症狀，它在腳部的大趾末節的外側，離指甲角差不多零點三公分的地方。有以上症狀的女性朋友，只需經常按摩此穴位，就可以使不良症狀得到緩解。另外，在古時候，針灸此穴還可以使人恢復神智。

3. **行間穴**。這個穴位在腳背的第一和二趾之間的縫紋頂端。如果經常有頭暈目眩、眼睛乾痛、痛經等症狀的女性朋友，長期按摩此穴便可以得到緩解。對於症狀不是很嚴重的女性，只有輕輕按摩此穴就可以了，症狀嚴重的使用的力度可以大一點，不要怕痛。

4．**蠡溝穴**。按摩這個穴位可以有通利小便、調理月經、解決下肢痿痺的作用，經常按摩此穴還可以調理膽經，因為它是肝經的「絡穴」。

5．**中都穴**。這個穴位是肝經的「郄穴」，可以調理疝氣、腹痛、泄瀉、惡露不盡等症狀。

6．**曲泉穴**。按摩此穴對於腹痛、小便不利、遺精、月經紊亂等症狀很有效果。在多年臨床醫學中得知，經常不按時睡覺，自己說有頸椎病的人，其實他的肝經氣血比較虛弱，針對這類患者，用針灸此穴就可以減輕頸椎的疼痛感。

按揉有疼痛感時千萬不要用力按壓，輕柔的手法才是補法。從傳統醫中學經驗，把我們的肝經照顧好，多數疾病的困擾就會沒有了，我們的人生也會變得豐富多彩。

作為一名健康女性，調理好肝臟非常重要，有空閒的時候不妨多按摩一下以上穴位。按摩這些穴位在丑時的效果是最佳的，但是由於那時我們要進入睡眠狀態，所以可以在睡前按摩按摩。

肝臟與隱形的女性殺手

社會越發達，欲望越難以滿足，生活壓力越大，為了追求更大的生存空間和生活，人們不得不努力工作，背負很大的壓力，女人也邁出了家門，開始進行自己的謀生之路。但是在社會中的很多習慣中，都存在著「隱形殺手」。

當今社會，迫於生活壓力，很多人沒有原則的進行工作，甚至會傷害到自己。為了追求更大的利益，女性在工作中的飲食很沒有規律，而且為了能夠接到更多的訂單，就去參加各種應酬，飲酒、抽菸是每日必不可少的項目，而且經過一天的奔波，人們也沒有精力去進行體育鍛鍊了，這就導致了脂肪肝等肝臟疾病的發生。肝臟對人體有著至關重要的作用，沒有它，毒素就不能被分解掉，膽汁不能生成，人體的代謝功能也不能正常運行……所以，我們不要在繁忙的工作中忽視掉這些「隱形殺手」，要保護好肝臟。

如何罹患脂肪肝？

1．**長期酗酒**。酒精進入人體後，會在肝臟進行分解，但是在分解的過程中會傷害到肝。如果經常沒有節制飲酒，就會為肝臟帶來非常很大的傷害。所以，若是沒有太特殊的情況，不要大量攝取酒精。酒精絕對是肝臟的最大殺手，飲酒量的多少，直接影響脂肪肝的嚴重情況。

2．**營養不良**。經常不能攝取足夠的營養物質，體內就會缺乏特定的蛋白質和一些維他命，從而容易造成營養缺乏性脂肪肝。

3．**營養過剩**。營養過剩使得很多物質不能夠被人體吸收或轉化成能量，這些物質就會變成脂肪聚積在身體各處，從而造成脂肪肝。

4．**藥物性肝損害**。藥物對人體都是有毒性的，所以，如果沒有生病不要服用藥物，即使是生病了，也要按照醫生的囑咐用藥，不可過多食用藥物，這些藥物會傷害到肝臟。

5．**糖尿病等慢性疾病**。有些類型的糖尿病會大大增加脂肪肝的發病率。

6．**高脂血症**。高膽固醇血症容易誘發脂肪肝。

脂肪肝重在預防：

1．**起居定常**。生活、飲食無規律，再加上不良習慣就會誘發肝病，所以肝病患者要養成良好的生活習慣，每日進行有規律的起居生活，不要破壞人體正常的生理時鐘。只有生活起居有一定的規律，大腦才會做出相應的條件反射，確保身體各個機能以及五臟六腑正常工作，這樣才能使肝臟功能盡快得到恢復。

2．**節制飲食**。主要是控制熱量的攝取，把瘦身美體和標準身材為目標，鍛鍊身體消耗過多的脂肪。

3．**適當運動**。長期堅持鍛鍊身體，依照自身情況選擇適合自己的運動鍛鍊項目。可以先從小運動量的鍛鍊項目開始，循序漸進，逐漸增加運動量。

4．**睡眠充足**。患有肝病的病人每天都要保證八小時的睡眠時間，此外，中午還要休息一小時。除了注意睡眠的時間長短外，還要注意睡眠姿勢，長時間臥著不利於新陳代謝，營養不能很好的被吸收，血液循環不流暢。所以如果在飯後睡覺，要採用向右側臥的姿勢入睡，不僅不會加重心臟的負擔，還可以加強腸胃功能，使廢物盡快排出體外。此外，在睡覺之前可以泡泡熱水澡或喝杯牛奶，可以促進睡眠，確保睡眠品質。

5．**慎用藥物**。對於有些脂肪肝患者，藥物的選擇十分關鍵，一旦沒選擇好，就會產生副作用，這樣會加重肝病的病情。

6．**情緒樂觀**。保持樂觀的心態，擁有快樂的心情、不易怒、少生氣，可以增強人體的抵抗力，這對於肝病的治療也是有好處的。

7．**定期體檢**。多看一些關於肝病的書籍，了解一些肝病的預防知識對於當代女性十分有必要，提前做好準備，提高保健意識，對身體進行定期體檢，可以防治很多疾病，包括肝病。

女性養肝、護肝刻不容緩

女人是柔弱的，保護好肝臟是女人生命中不可不做的一件事。

丑時肝經當令，這時候需養護陽氣，為人體新的一天所需的能量提供源動力。肝臟有著造血、解毒的功能，養肝、護肝是必不可少的。

女人這一生中有月經期、妊娠期、哺乳期等，每個時期都會虧損大量的氣血，補氣養血在女人們日常生活裡不可或缺。肝擔當著造血的重任，對女性身體健康有著不可忽視的作用，肝臟功能正常，那麼身體所需的氣血充足，就遠離了很多女性疾病的侵擾。

女性朋友們，妳們是否也曾會無端心情惡劣、胸悶氣短、脾氣暴躁？這種情況在生理期間尤為明顯，如果女人無緣無故發脾氣，這怪誰？

當然不怪自己，諸如性格原因、情感原因、人格原因、家庭宗教原因統統靠邊站，我們要說的是生理原因。

腎精是產生月經的根本因素，它又是與肝關聯在一塊的。腎是人體的重要器官，它能產生腎精，腎精要化身為月經必須先成型於血液當中，在肝臟裡醞釀著，然後流入血脈裡，化為經血洶湧而來。這樣的一過程，對於女人來說不陌生，也不受歡迎，經血一來，失血過量，肝臟負擔過重，難免肝火上升，脾氣暴躁。這一點，有理有據，可以信服。

每個月這樣來一次，再加上白帶、妊娠、分娩、哺乳等等，這些都會給女性的身體帶來不少的傷害，造成的氣血虧損需要極強的恢復能力。肝臟憑藉出色的補血養氣功能，當仁不讓成了大功臣，為女人身體健康保駕護航。

我有一個年輕的女性朋友，一到生理期就沒法正常生活工作，時而失落、時而憂鬱，生理期紊亂總讓她心煩意亂，看起來臉色發黃，愁眉不展。她對我抱怨道：做女人真難，一到生理期什麼事都不能做，坐著都累的發慌。

我告訴她這是肝虛引起的，讓她按時作息，平常不要熬夜，熬夜也不要超過一點，肝火旺盛要多喝茶，注重養肝護肝就沒事了。

古代養生有云：「女子以血為主，以肝為養。」肝臟不僅為人體解毒排毒，還是人體的頭號「血庫」，肝臟也具有疏導血脈的作用。如果肝臟處於健康良好的工作狀態，氣血充足，那麼女性的各項生理指標都會正常，不會影響正常的生活和工作。若是肝臟供血不足、疏導功能下降，則會引起一系列的婦科病，比如月經紊亂、白帶異常等。肝臟經常出現問題的話，還可能引起不孕不育症。

引起女性疾病的另一個內因是女人本性，大多數女性性格偏內向，這樣的女人容易感春悲秋，非常感性，然而又容易為情所傷。心情不佳的女子經常氣血不暢，身體受到氣血滋補的效益下降，身體健康也隨之出現問題，月經不調、痛經、不孕之類的病症並不饒人。明代的婦科專著《濟陰綱目》裡有記載道：「凡婦人無子，多因七情所傷，致使血衰氣盛，經水不調……不能受孕。」因此，女人要懂得修身養性，善待自己的肝臟。

根據《易經》理論我們可以知道，肝五行屬木，主青色，順自然界之春機，養肝和養護樹木一樣，要及時疏導血脈，培元固本。正所謂「青色入肝經」，一覺醒來臉色發青的也是因為晚上沒睡好，在肝經當令時沒有讓肝休息好。經常吃綠色食物是最好不過的了，讓肝臟吸收生氣，平肝火，養性情。又謂「肝性喜酸」，在烹調綠色蔬菜時加入一點米醋也是有利於肝臟健康的。如此看來，食療對養肝護肝是有很好的滋補效果的，有了充分的營養補給，肝臟才能正常工作，造血有方，為人體健康繼續值班站崗。

在飲食方面養護肝臟只是一方面，要想調理肝臟更要調控好自己的情緒。女性朋友們通常會有大悲大喜，受到事物的觸動比較大，情感易流於外，學會調控自己的情緒很有必要。

我們還可以透過學習下面這套按摩手法用來疏肝理氣，保衛肝臟健康。

步驟一、用拇指、食指、中指加以適度的力氣自上而下揉捏右上腹部的皮膚，使之有微熱感，一般應當操作三分鐘。

步驟二、把張開的手掌重疊放置在剛剛有熱感的部位，左右摩擦，至皮膚微紅發熱，此過程只需三分鐘。

這套按摩手法是針對右上腹部的肝膽區的，該區域是肝膽藏身的地方，膽囊也就在肝臟的下面。透過對該區域按摩可以對肝臟和膽囊形成直接的刺激，有疏肝理氣的作用，也能夠調理肝臟。在按摩時，使用指腹揉捏皮膚，在該區域四處遊走。這樣一套按摩手法簡單易學，那些常懷鬱悶心情的女同胞們，練習此掌法可以排解鬱氣疏導肝經，效果還不錯。

正因為肝臟有著諸多不可忽視的作用，對女人來說養肝護肝刻不容緩。生活中雖說男人比女人更容易為肝硬化、肝炎等疾病所「寵倖」，但是女人同樣需要重視肝臟的健康和調理。女人從來到這個世界開始就和肝有了神聖契約，應當互不背棄，愛護自己的肝臟就是愛護自己的生命，善待肝臟，肝臟也就會回饋妳一個好身體。養護好肝臟，把握健康指標，生命的活力和美也就會不間歇了。

青色食物，女性養肝的絕佳食品

在當今社會，只有很少的一部分人才會按時睡覺，大部分人對睡覺的時間沒什麼概念，他們只有在睏得實在不行的時候才會爬上床頭，這樣的惡習讓肝臟承受了很大的壓力，它會變得越來越「脆弱」。但是還好，肝臟有自己的救命草，那就是青色食物。

由於現代人的諸多不良習慣，使他們的肝臟或多或少都出現了一些問題，因此，人們也開始注意要養護肝臟了，可是他們並沒有明確的目標，各種養生茶，養肝藥讓他們眼花撩亂。這些養肝藥的成分一般都是白芍、葛根等物質，它們是可以保肝解酒的，但是有些成分可以解毒酒，如果沒有飲酒就食用這些物質，就會元氣大傷。而且很多人的肝臟所出現的問題都不一樣，這些藥物對一部分人有效，但是對另一部分人就會適得其反。

最安全有效的護肝食品就是綠色食品，這裡所指的綠色食品不是食品包裝上的「綠色食品」標識，而是外表鮮綠的食物。這是為什麼呢？也許妳早已有了發現，當妳走在樹木叢生的植物園中時，妳的心裡就會特別通暢，心情就會特別舒暢，火氣也自然消失了，這就是大自然的神奇、綠色的魔力。那麼從中醫的角度來看，每個臟器都有自己所喜愛的色彩，《黃帝內經．靈．五色》中記載「青為肝、赤為心、白為肺、黃為脾、黑為腎。」由此可見，我們體內的肝臟最喜愛青色的食物，人體進食青色的食物後，肝臟就會「興奮起來」，「工作」更加努力。青就是綠色，凡是綠色的植物、食物都可以有養肝的作用。

比如綠豆，它的養肝效果非常好，它與甘草在一起同食，保肝的效果就會更勝一籌，將適量的綠豆同甘草一起放入鍋中，加入清水煮沸就可以飲用了，需要格外注意的是，綠豆一定要提前浸泡一段時間，一週飲用三次就可以了。甘草這個藥材「善治百邪」，只要人體飲用甘草水，很快腸胃就會有反應，排出體內的廢物。在中醫看來，綠豆性寒，體質虛寒的人不適合食用。因此，可以再其中加入一些陳皮，這樣綠豆中的寒性就被中和掉了。

除了綠豆，還有很多綠色食品也可以有養肝的作用，比如：

1．**菠菜**。人食用後可以有補血調氣、通暢血脈、止渴、通利大便、滋陰平肝的效果。在這種蔬菜裡面含有胡大量的蘿蔔素、葉酸、維他命B1、維他命B2、葉酸等營養物質，而且其中還含有非常優質的鐵、鎂等微量元素以及維他命A。

2．**芹菜**。人在食用後能夠去熱除燥，平肝，通利小便，涼血止血。其中含有豐富的蛋白質、碳水化合物、胡蘿蔔素、B族維他命以及鈣、磷、鐵等，此外其中所含有的某些藥效成分可以降低血壓、控制血脂、防治動脈粥樣硬化，它還可以增強胃液的分泌功能，對於久坐在辦公室工作的人以及老年人來說，是一劑很好的「排泄藥」。

3．**香椿**。這種食物被人食用後，可以有清熱解毒，養胃調氣，美顏明目的效果。其中所含有的維他命E和性激素物質，可以延緩衰老和補陽滋陰，而且含有的維他命C、胡蘿蔔素等這些物質，可以提高人體的免疫力，還可以潤顏美膚。

4．**韭菜**。這種物質可以滋補肝腎，溫暖腰膝，活血化瘀。《本草綱目》中記載「韭籽補肝及命門，治小便頻數，遺尿。」由此可見，韭菜子的功效有多麼大，而在韭菜裡面所包含的蛋白質、碳水化合物、纖維素、胡蘿蔔素、核黃素、尼克酸、鈣、磷、鐵等物質非常豐富，此外，其中所含有的某些物質還能夠讓健康人遠離腫瘤，增強免疫力。

如果妳的肝出現問題了，除了要在醫生的指導下正確服用藥物外，在日常飲食中加些綠色的元素，就會讓妳的肝更加的舒暢，讓它更快恢復健康。如果妳的肝臟很健康，也要在平時多食用一些綠色食物，因為在當下大的背景下，妳的肝隨時都有可能會出現問題。

第二章　丑時—肝臟是女人美麗的源泉

第三章　寅時

——宣降肺氣，讓美麗由內而外散發

讓肺來主導氣血分配

肺朝百脈，人體全身的血脈有要流經肺部，並且血液的順利流動也要受到肺的推動作用，所以說肺臟可以助心行血。在寅時，人體的血液會流經肺臟，所以想讓肺更好的運轉起來，人體在這時最好是在睡眠中。在這個時候睡覺，能讓肺更好的對血液重新進行分配。睡眠有利於氣血分配。

凌晨三點到五點這個時間段稱為寅時。在很久以前，老虎在此時間段的活動非常活躍，而且異常凶猛，因此，人們把說起寅時時總會想到老虎。寅時在人們的觀念裡是很重要的，因為按照傳統文化來說，世界是依賴北斗星運轉起來的，一旦斗柄指向寅時，世界就是春天，陽氣在這時也會慢慢生發。翻看古代曆法，我們可以得知寅時叫做「平旦」，此時陰陽兩氣慢慢變得平衡。與此同時，人體中的各個部位就此轉動起來，氣血也重新進行分配。

在丑時的時候，氣血會注入肝經，也正是這個時候，肝臟可以儲存血液，然後再將更新鮮的血液運送出去，保持機體正常運轉。但是對於哪些臟器使用多少血液，肝臟沒有能力支配，這就要肺出馬了。它在人體中的地位僅次於心臟之下，對心臟有輔助的作用。在中醫看來，肺臟主管「氣」，而血液的流動需要氣來推動，「氣非血不和，血非氣不運。」所以肺可助心行血。在寅時，人體內的肺臟會將血液分配到各個臟器之中，在這時，如果人體沒有入睡，會影響到肺臟的工作，容易出現氣血分配不均的現象，對人體來說，很危險。所以，我們在這個時間就要進入睡眠狀態，睡得越沉越好。能夠在這個時間段睡好覺的人，一般第二天起來會面色均勻，神采飛揚。這是因為體內的氣血得到了恰當的分配，而這樣也會讓人保持健康的身體。可是在現代生活中，很多人不一定都能在寅時入睡，那麼，實在睡不著應該怎麼辦呢？

1．坐在床上，選擇一個令自己舒適的姿勢，輕輕閉上眼睛和嘴巴，舌頭抵住上顎；

2．頭頂和會陰處在同一條線上，肌肉不要緊張，盡量的放鬆自己，將自己的思緒集中到丹田；

3．輕輕的呼吸。在一呼一吸間，腦海中可以想像日月星辰正在慢慢的從頭頂向下直至丹田處；

4．肛門伴隨著吸氣，慢慢縮緊，然後再呼氣時，慢慢鬆開。

以上動作要練半個小時左右才會有效果，所以不要太過心急。除了睡不著可以練練氣外，在日常生活中，也要保持愉悅的心情，太過憂傷難過會傷害到肺部。人在哭泣的時候，容易使聲音嘶啞、換氣不順等。而且肺主皮毛，因此，經常傷感悲痛的人，會很容易罹患蕁麻疹、牛皮癬等病。此外，過度悲傷憂慮還容易造成憂鬱症、消化性潰瘍、癌症等多種疾病。所以，養好肺的關鍵在於快樂的度過每一天。

還我嬌嫩皮膚，我再不做林黛玉啦

在很久遠的古代，醫學專家就把肺臟與情緒之間的關聯就了解得很透澈，他們經過多年在患者的治療過程中發現，人的憂愁、傷感主要都是由肺臟表達出來的。一個人經常憂傷，對他的肺臟健康十分不利。這是因為當人處於過度悲傷時，就會忍不住嗚咽，肺主氣，與聲音有著很大關係，而歇斯底里或是哭泣過多就會使嗓音沙啞，有時還會換氣不順。肺主皮毛，肺部的狀況都會表現在皮膚上，所以太過憂傷的情緒還會出現多種皮膚病。例如：蕁麻疹、斑禿（鬼剃頭）、牛皮癬等。

在曹雪芹所寫的《紅樓夢》中有一個令大家非常憐憫的人物——林黛玉，她瘦小清秀，動若微風拂柳，可是她卻情感敏感，多愁善感，只要感覺不滿．就會獨自落淚，而且自幼多病，難以好轉，在書中的最後也是憂傷過度而亡。雖然這只是一部小說，但是也在一定程度上說明了，經常過度傷感對身體有很大的影響。其實，過度傷感還容易罹患憂鬱症、不孕症、癌症、神經衰弱等各式各樣的疾病。

有一位事業有成的先生經常在夜裡睡不著覺，即使睡著了，只要有很小的動靜，他就會被吵醒，而且用什麼方法也無濟於事。於是他在一次同學聚會中，遇到了一個很漂亮的女醫生，女醫生在得知他的情況後，給了他一粒安眠藥。那一夜，他竟然沉沉睡去。後來，他每天都要從女醫生那裡得到一粒安眠藥，一直到兩年後，他變成了一個快樂、健康的人，不再需要安眠藥來說明他入睡了。

其實，這個女醫生了解了他的症狀後，除了在第一天給他的那一粒是安眠藥外，其他剩下的都是很普通的維他命。從這我們就可以知道，這個年輕人並沒有什麼特別大的疾病或是壓力，只是他過得並不快樂。而女醫生也正是抓住了這個特點結合利用心理暗示對他進行治療，使得維他命也可以治療失眠。

心病還需心藥醫，長期憂鬱、悲傷的人很容易失眠，那麼，只要心情一點一點轉好，失眠的症狀自然也會消失。在上面的案例中年輕人必然是因為吃完安眠藥後第一次安眠而心情愉快，那麼今後他不吃安眠藥也就可以熟睡了。

如果我們在生活中或是工作中遇到了很令人悲傷的事情，那麼就試試硬性的把自己的思緒轉移到別的事情上，這時妳可以去做點家事、出去散散心、找好友聊一聊，不要自己獨自一人憋在家中傷感，暗自流淚。或者我們可以學學案例中的人物，利用心理暗示使自己變得快樂起來。進行心理暗示呢？很多人都知道食用甜食可以讓心情好起來，那麼在妳鬱悶的時候，可以吃塊巧克力，同時告訴自己，吃完這塊巧克力，我的心情就不鬱悶了，我要做回快樂的自己，經過這樣的心理暗示，我們就會不自主的快樂起來。其實，要想從根本上解決這個問題，還是應該從自身入手，在平時培養自己樂觀向上的精神，讓自由擁有開闊的胸襟，遇到任何煩惱，都可以用微笑來面對，那麼，妳就不會出現經常鬱悶的情況了。肺臟也處於十分暢通的狀態，皮膚還會明亮起來，看到自己擁有這樣的皮膚，心情更會大好。這其實也是一個良性循環。

在這裡，還有一個很簡單的方法，就是發自肺腑的微笑，這樣可使肺氣通暢，使全身的肌群得到很好的放鬆。除此之外，肺氣通暢後，肝氣就會漸漸平和，從而使人的情緒趨於穩定。那麼在悲傷的時候如何才能微笑呢？在這個時候，我們可以對著鏡子想像那些關愛妳的人，在妳感覺到有很多人很愛妳的時候，妳自然會露出溫暖的微笑。

肺氣足，臉色才會紅潤光澤

肺主皮毛，肺氣不足，人的皮膚就會暗淡無光，色黃髮乾；肺氣充足，人的皮膚就會紅潤有光澤。可以說，人的皮膚好與壞和肺的健康狀況息息相關。在寅時，人體的氣血會流至肺經，這時人們應該處於深度睡眠之中，如果熬夜就會傷害到肺氣，自然也就不會有美好的皮膚。

凡是皮膚亮麗的女性，她們都有著充足的睡眠，從來都不會熬夜。這時因為只有妳在寅時是處於深度睡眠中的，那麼妳的肺臟在這時就能夠很好的運轉，發揮它的作用。當人們在誇讚一個人的皮膚好時，常常會說：「這個人的氣色真不錯。」這裡的氣其中就含有肺氣，因為肺主氣，肺氣會將胃消化掉的水穀精微（化生氣血主要物質來源）等物質，推運到全身各處，其中就包括皮毛。因此肺氣功能是否正常決定著我們皮膚好壞。若是經常沒有很好的睡眠，熬夜，皮膚就會暗淡憔悴，甚至會出現一系列皮膚問題。

不僅熬夜會影響肺氣，經常吃具有寒性的食物也會導致肺氣損傷，「形寒冷飲易傷肺」人體怕寒，其中的五臟六腑都怕寒，只有心臟停止跳動的人，身體才是冰冷的。因此肺臟也是很怕寒冷的，這裡的寒更多的指的是內寒，經常吃過涼的食物或具有寒性的食物，體內就會聚積很多寒氣，這種內寒會傷害肺臟，長時間如此就會導致人體生病。具有寒性的食物包括番茄、黃瓜、苦瓜等等。所以，在平時，我們盡量少吃冷飲，少吃這些寒性的食物。

此外，現在很多女性朋友都加入了吸菸的行列，在生活中遇到不如意的事情或是困惑的難題時，就想用香菸來驅散心內的煩惱，她們不是盲目跟風，而是吸菸的感覺可以暫時拯救她們。事實上，菸的很多成分都被我們吸入了肺臟中，常年吸菸的人，她們的肺是黑色的，菸中的很多有害物質都存積在了肺中，這樣不僅會讓皮膚色澤暗淡，還會引發肺癌。在這裡提醒那些吸菸的女性，吸菸只是治標不治本，想要真正的走出憂鬱，就要每天都積極樂觀的對待每件事，即使遇到難題，我們也應該勇敢的面對，並積極的找到解決方法，實在解絕不了也沒相關係，想想還有什麼比死還可怕的事情嗎？

女性在年輕時的美麗容顏，如果平時不注意保養，就會人老珠黃，但是只是注重保養外在的皮膚，也難以逃脫歲月的摧殘。事實上，只要妳在日常生活中就注意調理自己的五臟六腑，那麼不管妳的年齡有多大，那種美麗的氣質都會由內向外散發出來。因此，我們養顏的重點應該放在養肺上。那我們應該如何養肺呢？

在明代有一位醫家，他認為：「以呵字治心氣，以呼字治脾氣，以嘶字治肺氣，以噓字治肝氣，以吹字治腎氣，以嘻字治膽氣。」從這我們可以得知，嘶字可以養肺氣。做法為：

1．兩腳分開，與肩同寬，雙手放在小腹前，然後緩慢轉動手腕，直至手掌朝上，深吸一口氣，同時向上提起雙手，與乳相平；

2．轉動手臂肘，直至手掌朝外成立掌，接著分別向兩側推掌，推掌的同時嘴唇輕微向後合，上下兩排牙齒微微咬合，發出「嘶」的聲音；

3．吐完氣後，雙手自然置於兩腿側，自然呼吸幾次，再重複進行。

這個發「嘶」聲訓練每天要進行五次以上，在早晨進行最好，在練習中的呼吸應該盡量使用腹式呼吸，長期堅持下去，妳的氣色一定會越來越好。如果練習五天，休息兩天，那麼所有的成果都會功虧一簣。

正如《黃帝內經》中所記載「早臥早起，與雞俱興；使志安寧，以緩秋刑；收斂神氣，使秋氣平；無外其志，使肺氣清。」我們在使用各式各樣的方法來養護人體內的臟腑時，都要順應自然，因為人就來自自然，只有根據自然養生，才能夠得到很好的效果，逆自然而行，肯定是要受到懲罰的。

不要讓失眠吞噬妳的美麗

寅時安心睡眠是有助於氣血分配的，如果這時候睡不著，那麼就會傷肺。一些女性朋友可能會因為生活煩瑣、工作繁忙、神經衰弱等因素在這個時間段無法入睡，或者是失眠，這樣的危害有哪些呢？

肺主行水，肺受到傷害，那麼身體就會出現鼻、口腔、咽喉等上呼吸道疾病。晚上睡不好對肺和呼吸道有著極大的傷害，長年累月下來容易患肺癌和鼻咽癌，在夜生活豐富的地區患有這兩類疾病人群的比例比其他地區較高。

如果在這個時候不睡會有什麼後果？那麼肺輔佐心臟工作的作用就會受到破壞，無法正常運行。在這個時候，還不上床睡覺的人通常會罹患一系列上呼吸道疾病。不夜城、夜總遍布大街小巷，人們都喜歡在午夜陶醉其中，該睡覺的時候卻在舞池搖擺，或在品嘗美酒，長期如此，使肺臟受到很大損害。既然人屬於大自然，那就不應該與之相悖，這樣做會被大自然的力量擊打得遍體鱗傷。其實，順應自然並沒有那麼難，我們的作息時間跟隨太陽而定就可以了。就是說，太陽落山我就睡，太陽升起我就起。事實上只要這樣，妳已經開始在養生了，養生並不難。

當然，隨著社會的發展、生活方式的改變，要求人們像古人那樣日出而作，日落而息非常不現實。而且現在又很多人的工作都需要加班或值夜班，怎麼能保證在寅時就可以入眠呢？如果妳經常晚睡，不能按時入眠，那麼，從現在起妳就要有意識的把對肺的傷害降到最低。應該怎麼補救呢？長期上夜班或者經常失眠的朋友可以試試叩齒法。

叩齒法雖然做起來並不是很難，但是如果妳小看它的威力就錯了，這種方法是中醫祕不外傳的養生法之一。有這樣一個人在民間流傳了很久，他的名字叫冷謙，生活在明朝的他有著一百五十多年的壽命，而他之所以能夠活這麼久，就是因為他每一天的早晨都要叩齒幾十下。而且當年的乾隆皇帝也非常推崇這個方法，他的壽命也非常長。說了這麼多叩齒可以養生的例子，妳可能已經想要迫不及待想要得到這種方法了。其實，說這些只是為了能夠讓大家對叩齒法加以重視，否則說再多也是浪費口舌罷了。

其實，叩齒就是口中無物，咬咬牙。但是方法雖然簡單，在做之前也要心無雜念，放鬆全身肌肉。接著輕輕閉上嘴巴，上下兩排牙齒有節拍的咬合就可以。力度要依據人體本身的牙齒狀況而定，切不可太過用力，叩齒的次數可以每天增加一點點，從少到多。任何養生方法都需要長期堅持，叩齒也不例外，經常如此，牙齒就會越來越結實，遠離一切牙病。此外，做完這個運動後，可以用舌頭靈活的在口中繞動，增加津液，然後分次數吞咽就可以了。

有一位朋友，他的工作性質決定他每天都要加班到很晚，很難按時入睡，這樣的生活讓他面色發白，沒精打采。後來他得到這個養生方法後，就每天早上都叩齒，一個月左右，他的面色就有所好轉，每天都精神十足。

這樣看來，叩齒還真是威力強大，這個動作雖然每個人都可以輕鬆的完成，但是它的養生功效是不可小覷的。

1. 叩齒可以堅固牙齒。牙齒好，吃東西才會越容易，也才能夠讓脾胃更輕鬆的工作。

2. 在活動的過程，口中還會分泌出大量的津液，這些津液分別來自腎和脾，而咽下津液則對脾腎非常有好處，所以叩齒運動有益於腎脾功能。而且透過健脾，還可以補肺。

從以上功能來看，叩齒運動的功能真是強大，可以強健人體的腎、脾、肺三大臟器，所以，朋友們就算不能在寅時入眠也不需太過擔心了。

保護柔嫩的肺，拒絕冷空氣來襲

在乾燥的秋季過後，脆弱的肺又迎來了寒冷、乾燥的冬季，這時候人們很容易感染呼吸道疾病，因而在冬季更要注意保護好我們的肺。

冬季是陽衰陰長的季節，太陽直射在南半球，北半球開始陸續進入冬天，冷空氣慢慢降臨大地，氣溫一節一節往下掉，草木凋零，寒風肆虐。肺臟直接與外部空氣相通，在冷空氣來襲的時候呼吸系統會受到最大的刺激，一旦體質下降，抵抗力減弱，病原體就會輕易突破人體的健康防線，造成傷風感冒等病症。冬季的時候人們更願意待在空氣不流通的溫暖室內，這也讓病毒和細菌得到了休養，傳播的更加歡暢，成為了各類呼吸道疾病高發時期，如此這般，冬季養肺就顯得格外重要了。

這時候要經常開窗通風透氣，盡量少去人群擁擠的公共場所，及時添加衣物等，除了這些生活細節外，透過飲食來調理肺臟是符合中醫養生原則的，也是生活常識。秋冬季節宜食用生津養陰、補虛祛燥的食品，從調節飲食上面達到潤肺目的。

首選的養肺食品應該是黃綠蔬菜水果以及蛋類和鯽魚，因為這類食物富含維他命A和β－胡蘿蔔素。維他命A是人體必須的元素之一，如果缺乏將損害呼吸道上皮和免疫球蛋白的功能，呼吸道感染多是維他命A缺乏引起的。

其次是滋陰潤肺類的食物，如銀耳、百合、蘿蔔、荸薺、蓮子、梨、藕、山藥、蜂蜜等，都有很好的滋補效果。堅果類的食物也有很好的潤肺作用，常見的杏仁就有宣肺化痰、緩解咳喘的功效，味道微苦，藥性溫和，能調理肺氣，是不錯的潤肺食品。「潤肺，消食積，散滯氣。」是杏仁在中醫藥草寶典《本草綱目》中介紹的三大效用，一直以來作為食療佳品為人們所熟知和食用，杏仁當中還富含多種維他命和礦物質，蛋白質和脂肪的含量也是挺高的，多吃能夠增強身體抵抗力，讓感冒在冬季無法再輕易招惹妳。

我們在日常生活中可以多食用一些，特別是那些患有慢性支氣管炎和哮喘病的人。寒冷的冬天，陰風陣陣，這時來一杯冒著熱氣的杏仁露絕對會讓妳的身體立刻溫暖起來，不僅如此，肺部也由乾燥轉為水潤。此外，在這種飲品中放入適量的銀耳、梨等可以滋陰養肺的食品，在爐火上熬煮，一定會是不可多得的養生湯羹。既能保存住食物原本的營養物質，還可以使潤肺的作用發揮得淋漓盡致。

此外，還要多補充水分，這就要求人們要多飲水。冬季寒風猛烈，空氣中的水分很少，人們需要經常外出，體內的水分很容易被帶走，體內太乾燥，就容易發生呼吸系統疾病。所以，要隨時補充水分，不要等口渴難耐時才想起要喝水。

在冬季，人們要格外注意呼吸系統疾病的侵襲，空氣乾燥，寒風凜冽，人們出門遊玩或是上班都要注意保護肺臟。

除了要做到以上建議外，適當的運動也是非常好的，活動身體可以有養肺的作用。主要可以做做一下的運動：

1．**深呼吸**。平時經常進行深呼吸，可以強健肺部，這個方法是每個人都可以使用的。

2．**大喊**。在一處空曠或者綠色植物比較多的地方，放鬆全身的肌肉，深深吸進一口氣。然後使勁大喊一聲，聲音越長效果越好，但是要重複喊多次，每日堅持下去。

3．**慢跑**。慢跑運動可以給身體提供更多的氧氣，能夠強健肺的呼吸功能，增加肺活量。

讓白色食品為女性的美麗加分

當下提倡綠色食品是指無汙染的安全、優質、營養類的食品，在形形色色的綠色食品當中，白色的食品也是特色鮮明，有獨到的滋補功效。

對於女性朋友來講，有幾種常見的白色食物不僅可以滋陰養顏、養心護肺，還能使肌膚光潔，甚至對一些疾病有預防和治療的作用。

1·銀耳

銀耳又叫做白木耳，味道較淡，藥性平和，無毒，中醫認為銀耳入肺、胃、腎三經，能夠生津潤肺、益氣活血、滋陰養胃。可緩解由肺熱、肺燥引起的咳嗽以及便祕等症。

銀耳素有「益壽長生藥」的美稱，也是菌類食物中的極品，具有滋潤爽滑的特點，對於內熱有出血傾向者、不宜進補者有獨到的功效，尤其是體虛及久病初越者，更為適用。

禁忌：在感冒的初期口乾舌燥的，或外感風寒，如寒熱怕冷、咳嗽、痰多且狀如水，忌食銀耳。

2·百合

從中醫理論看：百合味甘且微苦，屬性偏寒，針對心臟、肺部疾病的治療，主要功能有清心潤肺、滋陰定神、利尿祛熱。

據《神農本草經》記載：「百合有邪氣外侵、心絞痛的止痛、利尿通便，補中益氣等作用。」從中醫的理論講，百合味甘且微苦，屬性偏寒，對心臟、肺部疾病有治療作用。主要功效有潤肺滋陰、安神靜心、祛熱利尿。百合對肺癆、長咳不停、痰中帶血、體虛煩亂、心悸、神志不清、腳氣水腫有治療作用。

注意：百合雖然是滋補佳品，但因其味甘苦而性屬寒，凡是患有風寒咳嗽、腹瀉不止、脾胃虛弱、溼氣過重，腎功能不全者忌服。

3·梨子

梨子是一種老少皆宜的水果，而且營養豐富。梨子清香撲鼻，果肉鮮脆、甜美多汁。主要功效有潤肺止咳、止渴生津、消火化痰等。假如是因為天氣過於乾燥，引起的內渴、煩亂燥熱、痰黃等病症，食用梨子有緩解功效。

注意：在食用梨子以前，應該考量自身的體質是否適合，體質是陰虛生寒或者是因寒而咳的人不宜食用生梨，應該用溫水蒸煮，或者腸胃功能較弱的人，不宜多吃梨，因梨屬性偏寒，多吃就會造成更嚴重的腹瀉。

4·甘蔗

甘蔗，性味平甘，主下氣和中，可以益脾氣，助消化，消痰止渴，去心中悶熱，有滋陰潤燥、止嘔和胃、解毒散熱之功效，對於因陰虛導致的口乾舌燥、少痰咳嗽、大便乾燥等症，要多吃甘蔗來補充。

5·荸薺

荸薺的主要功能有生津散熱、祛痰除溼、解毒涼血，對於傷津熱病、口乾咽燥、肺熱長咳、痰多且黃有治療作用，尤其是蓮藕榨汁一同飲用，效果更佳。

6・薏仁

薏仁性味平甘，淡微寒，入肺、脾、腎三經，而且還有駐顏美容的功效，補而不膩，愛美的女性不妨多食一些薏仁。

據《本草綱目》記載：「健脾益胃，補肺清熱，去風去溼。」薏仁的主要功效有健脾和滲溼，傳統醫學經常用它來治療小便不暢、帶下、水腫、腳氣、腹瀉、痲痺疼痛等症狀。

7・牛奶

中醫學認為，牛奶味甘屬性微寒，主要功效有止渴生津、滋腸通便、養護腸道、健脾補虛等。用牛奶透過加工，或者搭配一些其他的食物，可以有預防疾病和養護身體的作用。

而且牛奶當中的鈣元素非常豐富，而且其所含鈣質便於人體吸收，是人們日常生活中補鈣的最佳選擇。在很多人的理解中，如果經常飲用牛奶，就會上火，其實，這種觀念是有一定的偏差的。喝牛奶是不會引起上火問題的。相反，牛奶可以去燥氣滋陰，所以還會有一定的敗火作用。

養肺養出百分百女人

肺在人體內五臟六腑中位置最高，稱為各大器官的「華蓋」。肺是人體的重要器官，主呼吸，鼻作門戶，咽喉作通道，吸入新鮮空氣，呼出廢氣，進行肺循環。

女性朋友的嗓音需要甜美清脆，潤肺是關鍵。鼻喉作為肺的門戶，具有嗅覺和發音功能，這和肺氣有很重要關係。肺氣足，則嗅覺靈敏，音色好、底氣足，如肺氣不足，則鼻塞、流涕、聲音暗啞。

潤肺潤喉潤嗓需要改善飲食習慣，女性朋友們應該多吃一點潤肺食物，特別是在乾燥的秋冬季節。諸如胡蘿蔔、梨子、柑桔、甘蔗、柿子、木耳、豆漿、蜂蜜、梨、葡萄、大棗、石榴、蘿蔔、荸薺、銀耳等，首推百合，有清肺止咳、養心降燥的功效。

另外就是要多喝水，在早晨起來時和晚上睡覺前喝一杯子水比較好，中午的時候多喝一點，四杯子的水量合適。飲水次數宜多不宜少，一次飲水量宜少不宜多。羅漢果茶是妳的最佳選擇。

羅漢果是養肺的好材料，常喝羅漢果茶健肺潤肺，可調節呼吸系統功能，有增補之效。

養肺需要好心情，多愁善感、情緒低落的人容易傷肺，而女人是情感動物，容易受情緒感染，憂傷的人比樂觀的人更容易為燥氣所傷。在悲秋的季節裡，應該要有一個愉悅的心情，靜心養肺，清心止欲。

對於肺這類脆弱的器官也有一些運動才可以有鍛鍊健肺的作用：雙手抱頭，頭部做環繞運動，十餘次即可，可疏通上身經脈，使之血液循環加快，增強肺部生理機能。

樹木是地球的肺，也有利於人類養肺，柏樹是大自然賜給人們護肺一枚佳品，柏樹的氣味能有安神淨肺的效果，每日辰時及申時立於柏樹底下靜養，以鼻吸氣、以口呼氣，長期以往可補肺氣。

養肺小常識：

肺臟功能最旺盛的時候是在早晨七點到九點，這個時候女性朋友可以早起晨間鍛鍊，跑跑步、跳跳繩、做做操，增強肺功能。在早上進行有氧運動就是為肺臟做健康體檢，持續保障肺活力。而在晚上九點到十一點的時候是肺最弱的時候，肺工作了一天是到了休息的時候，晚餐後吃點梨是不錯的選擇，可以含一片梨至睡前吐掉，能滋陰潤肺。

秋季宜養肺

一年之中最好的養肺季節就是秋季，是從立秋至立冬的這個時間段，陰長陽消，根據《黃帝內經》「秋冬養陰」的養生原則，在秋天需要注意飲食，以平和清淡的食物為主，養心護肺。肺臟在秋天這個季節是很容易出毛病的，因為在入秋之後，秋高氣爽，天氣漸涼，天乾物燥，人體內的水分蒸發也會加快，皮膚黏膜就會缺少水分滋潤，於是便會出現咽喉疼痛、唇乾鼻燥、肌膚乾燥等症狀，因而在秋季要多補充水分，每日的攝水量在兩公升左右為佳，為肺和呼吸道提供足夠使用的水分，潤肺益氣，讓脆弱的肺過一個安全舒適的秋天。

第四章　卯時

——照顧好大腸經，做個「通暢」美人

「通暢」是美好一天的開始

太陽升起，人體的一切機能都在慢慢變快，這時大腸經是非常興奮的。在早上五點到七點這三個小時之間，大腸經是最活躍的，這個時間段就輪到大腸經「上班」了。那麼為了配合它的工作，我們不能蒙頭大睡了，要去廁所解決一下私人問題。早上起床刷牙後，來杯溫開水，可以幫助大腸清毒排便，對於「方便」起來不是十分容易的人士來說，應該在早上來杯常溫的白開水，這樣更能促進大腸的工作。除了排毒外，我們在卯時還要小心心腦血管疾病的「偷襲」，所以如果妳心腦血管功能不太好，早上起來後不要急急忙忙跑去公園進行體育鍛鍊，起來後坐著床上體驗一下「靜功」，也可以達到強健身體的目的，並且還可以補充妳體內的陽氣。

《黃帝內經》上有記載，早上五點到九點，氣血會走到大腸經與胃經。在這時排便，對於大腸經非常有好處，它的功能就是排除體內的垃圾。如果每天沒有及時去排便，就會加重大腸經的負擔，使身體和皮膚都出現一些不良症狀。

《素問．靈蘭祕典論》中又記載，「大腸者，傳導之官，變化出焉」。這裡的「傳導之官」當然就是大腸了，它的任務就是排出體內沒有用的廢品。當我們吃進食物後，經過胃和小腸的消化吸收後，營養物質就會運送到全身各處，而剩下的食物殘渣就會運送到大腸，大腸吸收完這些食物中的一部分水液後，這些乾燥的「垃圾」就等待排出體內了。因此，古人把它叫做「監倉之官」、「傳導之府」。

但是，在當今社會，便祕的人層出不窮，各個年齡段都有這種問題，他們每天早上都非常痛苦，身體產生的垃圾以及食物經過消化吸收後的剩餘殘渣如果不及時排泄出來，那麼它們就會在大腸中發酵，產生毒素和臭氣，就像總是在裝垃圾而不傾倒的垃圾箱。經常便祕者，身體沒有排出的毒素足以使他們產生水腫以及肥胖的症狀。這時，他們大多人可能會使用瀉藥來拯救自己，但是經常使用，大腸就會依賴於瀉藥的幫助，自己懶得「工作」了，從而使大腸更加「無能」，還會讓妳元氣大傷。

這時，妳不如把瀉藥換成一杯水，它可以幫助大腸輕鬆的完成任務。這個水一定要在早晨起來喝，具體來說，有以下幾點作用：

1.**補充水分**。一般來說，人在睡醒後，會因為在睡眠中的呼吸、皮膚蒸發而損失了大概四百毫升的水分，所以在這時人體極其缺水，如果能夠及時來一杯溫開水，就能夠使身體立即恢復水分。剛醒來的人，胃腸都是空的，所以水會很快滲透到身體的每個細胞中，使他們頓時「活力十足」。

2.**洗滌腸胃**。經過一夜的睡眠，腸胃已經沒有食物了，這時來一杯水能夠清涮胃壁和腸壁，使腸胃處於清潔的狀態。此外，被沖刷乾淨的大腸消化和吸收功能都增強。

3. **降低血稠度**。早晨睡醒後，人的血液會因為缺水而呈現出黏稠狀態，這樣很容易使人出現心腦血管疾病。如果能及時來一杯水，可以使血液不再黏稠，血液循環也會恢復正常，從而避免了死亡危險。

4. **排除毒素**。食物消化後會留下物質，甚至毒素，而且人體的體內在夜間也會產生垃圾，所以早上一杯水的功能還可以有排毒的效果。

5. **防治便祕**。大便乾結，不易排便的人時非常痛苦的，那麼在早晨起來就喝杯水吧，這時大腸很活躍，有水來潤滑會更容易排出大便的。

6. **美容養顏**。清晨一杯水可以啟動身體的各個機能，增強身體的排毒功能，加快新陳代謝，從而使皮膚更加潔淨水嫩。

早晨喝水可以幫助大腸工作，但是一定要注意水的溫度不可太熱，這樣會傷害到口腔、食道、以及腸胃等等，長期如此，就會引起各種消化系統疾病。飲水量也不能太多，喝入太多的水，會給腸胃造成不良影響；也不能太少，那樣就起不到相應的作用。

除此之外，這第一杯水一定要「溫柔」，因為早上剛起來，身體一切機能還沒有完全甦醒過來，大口大口的喝水會刺激消化系統。

便祕輕者，早上一杯水就可以解決問題，但是嚴重的朋友就要搭配按摩來拯救大腸了。每天早起或睡前，雙手疊加在一起，按在肚臍上，以肚臍為點左右轉圈按摩，一共進行一百次左右就可以了。但是，要注意手所按壓的點一定不能移動，力度要適中，不可太過用力。持續一段時間，妳就會看到效果，千萬不要因為一時沒效果而放棄，大腸蠕動是需要慢慢調整的。

女性便祕必學——赤龍絞海＋天樞

腸道不好的妹妹們，便祕的痛苦妳懂的，這個感覺需要細說嗎?每次待在衛生間的時間超過在飯桌上的時間，飯桌上引起的問題延伸到衛生間，不得不說是一種循環。

隨著經濟發展，現代人生活品質也越來越高了，吃穿住行都很有講究，單說吃，食不厭精，膾不厭細，每天攝取的高蛋白、高熱量的都超過人體需求，酒肉穿腸，心寬體胖。然而膳食纖維卻補充的不多，腸道動力不足。加上如今辛辣的川湘菜大受歡迎，妹妹們習慣了辛辣的食物刺激口腔，可是辛辣的食物攝取過多容易上火，導致內熱，腸道津液分泌減少，排泄難堪。

一般治療便祕的藥治標不治本，很多人選擇後會發現這原本只不過是瀉藥，有一定的副作用，用完之後便祕還在繼續怎麼辦?別急，妹妹們，有一套中醫推薦的穴位按摩手法可以標本兼治，這就是赤龍絞海＋天樞按摩，經常這樣做便祕的痛苦將不再糾纏於妳。

大腸是人體吸收傳導的主要器官，它除了運輸傳導外，還有一個特別的功效，就是主津。那到底什麼是「津」呢？中國古代著名的醫學家李東垣認為，食物經過脾胃消化下行到小腸。水液等精微物質經過小腸的吸收之後傳入大腸。大腸是食物過濾吸收的「最後一站」，它吸納小腸過濾的食物殘渣和水分之後，再將部分液體物質吸收，最後將無法吸收的食物殘渣和廢液轉換成糞便排出體外。在這個過程當中，小腸是吸收津液的主力器官，所以吸收的物質稱之為「液」，也就說明吸收的數量比較多；大腸吸收的津液的量是很少的一部分，故稱之為「津」，顯示量少。因此也就是經常說的「大腸主津，小腸主液」。津液可以有效維持腸道的水液平衡，有了「潤滑劑」的作用。腸道津液的量如果很正常，人才可以正常通便。如果大腸中熱量強，吸收的力量過強，大腸內應該留存的津液也會被吸入體內，腸道因為沒有「潤滑液」而變得乾澀，從而造成排便越來越困難。相反，如果吸收能力很弱，腸道內殘留的水液量過多，就會造成腹瀉。

便祕、排便困難，大多數人都會選擇服用一些敗火、通泄類的藥物，但這樣只能緩解一時，時間一長還會對藥物產生依賴性，是在不是很明智的做法。對於腸道不暢、便祕，最主要的是對腸道裡的調理，以調理腸道的方法來治療腸道。那麼怎樣才能調理腸胃功能呢？

在這裡說的「赤龍絞海」。其實，「赤龍」說的是我們的舌頭，所謂海指的是我們的口腔。在我們的口中有「金津」與「玉液」兩個穴位，從名字上我們就知道這兩個穴位有分泌唾液的功能。透過刺激這兩個穴位，就可以讓口腔分泌大量的津液。當津液的量很大的時候，分次數的吞咽而下。這樣吞咽七、八次。讓腸胃中的津液充足，這樣就會讓食物殘渣快速傳導而過。這種方法對於便祕有顯著的療效。

有一個很見效的方法，就是對天樞穴進行按摩。

大腸經聚集較多的地方就在天樞穴。天樞穴是臟腑經氣的彙集之所，對臟腑疾病有治療效果。身體仰臥，肚臍旁邊處兩寸左右的位置就是這個穴位。天樞是古時候的星宿的一個名字，是北斗七星的第一顆星，對天際個星的運行有支配地位。這個學位命名「天樞」，也表示這個穴位，可以溝通臟腑上下運行。就好像《素問．至真要大論》：「身半以上之分也，天氣主之；身半以下之分也，地氣主之。半，所謂天樞也。」這個穴位是臟腑之氣上下運行的一個紐帶，可以調理體內氣息。此外，天樞穴又是胃經的輸出轉入的穴位，因此它的主要功效有調解腸胃、理氣消滯。

按摩方法：

在床上仰臥，將無名指、中指、食指併攏，開始速度不應過快，緩慢下壓，力道漸漸增加，持續大約兩分鐘後漸漸離開穴位（但不要離開皮膚），盡量在原處撫摸片刻，注意兩邊都要進行按摩。堅持大約一週左右的時間，就會達到預期的治療效果。

除此之外，我們上文提到的方法也對便祕也有很好的治療作用。醫書上有句話說：「氣是續命芝，津是添年藥。」有規律的按摩天樞穴有很好的調理氣機作用，就好像服用了益壽的靈芝草。我們說過，便祕的主要原因就是腸道內的津液減少所致。這就相當於替大腸加上了潤滑劑，也會對排便有促進作用。對於那些為便祕所困擾的女士而言，將按摩天樞穴與「赤龍絞海」相結合，功效更為顯著，解決便祕問題更是輕而易舉。

便祕也是很多疾病的「源頭」，有效防治便祕，對於各種疾病而言，就相當於從根本上解決了問題。愛護自己的身體，就從根本上防治疾病吧！

排便去腸毒

當代女性，展示自己美的一面，引領著時尚、吸引更多的男士的目光，形成了一道亮麗的風景線，有女人的地方才是最美麗的地方。她們富於創造力、勇於改革、大膽，情感細膩而且豐富，我覺得她們的笑容代表快樂，淚流滿面也不一定是悲傷，拼盡全力爭取自己的幸福，在各個方面完善自己，健康亦應該如此，越來越多的女士將自己的精力和金錢投入到健康話題上，但——她們覺得非常值得。黛玉葬花一般的柔弱是一種美，但是在二十一世紀的今天，思想意識逐漸提高的今天，更多的女性堅信：健康女人才是最美的！

1．皮膚色斑、發黃、起皺

「腸毒」的問題在三十多歲比較容易出現，體內累積的毒素越來越多，腸毒侵入到肌膚之中，黑色素的分泌也很旺盛，就會在臉上出現各種色斑，而腸毒對表皮細胞的侵害並沒有停止，阻礙正常的皮膚營養輸送，導致皮膚粗糙、皺紋累積、粉刺痤瘡，腸毒就這樣不停地侵害女性如花的面容。

2．身材變型

腸道中腸毒的累積造成脂肪的代謝功能下降，脂肪堆積，雙下巴、水桶腰、外表過於臃腫、穿衣服不好看，別人仔細打量的時候「很受傷」。

3．經路不通，女人煩亂

腸毒入侵體內，經路不通，婦科病就常圍繞在女性身邊，導致子宮頸炎、子宮頸糜爛、白帶發黃或帶血色、腰胝墜脹、性交疼痛、月經不調、惡露不斷……。

而且是麻煩不斷。所以女性朋友就應該利用好早晨的時間，把這些腸毒清除出去。

很多對油膩食物有偏好的女性並不知道，這些油膩食物偏鹼性，會在腸道內產生有毒物質。為了避免「腸毒」的滋生與積聚，女性朋友應該盡量少食用油膩食物，多吃一些偏鹼性的蔬菜水果達到潤腸的功效。還有一定應該特別注意，那就是女性應該形成早晨在一定時間內排便的習慣。

隨著生活節奏的加快，女性的生活越來越匆忙。每天很早就上班，從沒相關心自己的健康狀態，時間一長，就出現了各式各樣的狀態，比如說口氣越來越重，難聞的氣味自己也沒辦法忍受，這時候如果只是採取一些單一的預防方式，也不會有很大的效果。其實口氣的問題要尋根溯源，在早晨解決是最好不過的。

常言說得好：「食五穀雜糧，沒有不生病的。」食物經過消化以後會產生大量的殘渣和毒素，這些毒素與宿便長期積聚在腸道內難以清除，嚴重阻礙人體營養吸收，時間一長開始腐化變質，就形成了腸毒而引發的便祕，造成腸道堵塞，身體中汙濁氣無法正常運行，侵蝕臟腑，隨著血液循環到各個器官中，造成機體環境紊亂，內分泌失調，這時候口氣也會越來越嚴重，而且腸毒漸漸侵擾女性美麗的容顏。

所以，當女性出現口腔問題的時候，除了找自己口腔的問題外，還應該在清晨注重防病，在這個時間充足的排便，就會讓女性更加的自信和美麗！

排便去腸毒，巧用蜂蜜

很多女性朋友都意識到了早起排便是非常重要的，可因為自己的作息時間非常不穩固，加之鹼性的水果蔬菜的食用量比較少，也就會讓毒素慢慢的在體內進行堆積！最嚴重的是，這時候又產生了便祕的新問題，不能正常排便。這樣會產生非常嚴重的後果，一旦毒素在體內積聚過多，不僅嚴重侵害身體健康，還會讓女性的身材變得臃腫！所以，女性想要有一個健康的身體和滿意的身材，不如在早晨品嘗一下蜂蜜吧！

蜂蜜是一種天然的營養品，它包含可以燃燒人體能量的優質糖分、維他命以及礦物質等。在一日三餐中，只要加入一些蜂蜜，就可以避免脂肪在人體中積聚下來。而且可以潤腸通便，有效的治療便祕，讓腸道恢復功能，逐漸平衡內分泌。

鑑別蜂蜜的方法

蜂蜜在四度至十四度的溫度下保存，一段時間以後有液體轉化成固體。真蜂蜜的結晶體質地細軟，用筷子可以攪開來；假蜂蜜比較硬。真蜂蜜用手捏，一會兒就開始融化；假蜂蜜是不會融化的，因為裡面有糖以及其他混合物質，所以捏在手裡一定要小心！

蜂蜜的解毒、殺菌作用非常顯著，它可以很快將體內積聚的廢物排出體外，改善身體代謝機能，使那些不能消耗而積聚下的脂肪燃燒起來，達到減肥的功效。因為蜂蜜的糖分可以從胃運送到各個器官裡面，就會變成能量，比較容易解除疲勞。由於體內的血糖上升，飢餓感也隨之消失了。

用四十度左右的溫開水調和蜂蜜，是比較合適的溫度，但是如果利用其清除宿便和清腸毒，則需要用常溫開水沖服，這樣妳就可以很快的告別便祕了。

刮痧排毒，女人容顏更美麗

每一位女性都想擁有悅人的容顏、婀娜的身段，於是那些臉上長滿斑點、痘痘的女性不惜一切尋找美顏的良方，專家們說她們需要排毒，然後她們就去大量購買排毒養顏的藥品，市面上層出不窮的小廣告讓她們失去了自己的準則，每每新推出一件排毒商品，她們就會像蒼蠅一樣直飛而去。

其實，這些排毒商品真的就有效果嗎？不一定吧。而且現在很多女子為了遮蓋自己的面部缺點，使用大量的化妝品來修飾自己。膚色暗淡用BB霜，臉上有斑用遮瑕膏，唇色暗淡用唇彩，經過這一番的打扮，就成了一個的「美女」，但是她們永遠也不能素面朝天，用真面目示人。而且經常用這些化妝品，還會使皮膚越來越差。

據《黃帝內經》記載，諸病於內，必形於外。這句話的意思就是，身體內部出現了病變，就會在人體外部表現出來。所以如果臉上出現了小痘痘或者是小斑點，妳都要注意，因為妳的臟腑很有可能出現了問題，僅僅只是在臉上施用保養品，是不能從根本上解決問題的，那些斑點和痘痘只會暫時消失，隔段時間還是會出現的，因為它們的出現是因為體內出現了問題，只是治療表象，體內的問題還是會存在。只有從內部調理，才能夠讓外表的皮膚光鮮美麗。

在人的體內，每天都會產生毒素，不僅如此，還會有外來毒素，一般來說，它們都能夠排出體外，只有全部排除了，人體才會健康，這項任務就要交給大腸了。

但是千萬不要去購買那些排毒藥品，那些藥品大多都含有瀉藥成分，而且每個人長斑點或痘痘不全是因為便祕，因此，這些藥物並不能全部清除體內的毒素。人體每天排便可以排出體內一半的毒素，而且大腸還協助肺臟一起排毒，若是大腸經氣血阻塞，那麼不僅大腸內的毒素沒有清理出去，就連肺臟的毒素也不能完全排除。只有大腸經氣血暢通無阻了，體內的毒素才能夠全部清理出去。而「肺主皮毛」，人的皮膚也會健康。那麼，什麼樣的膚色才是健康的呢？在《黃帝內經》中，這種「白絹裹朱砂」的色澤才是真正健康的膚色。那些面色灰白或青黃的人，體內都有一定的毒素。

為了能夠讓人體的毒素每天都能按時排出體外，女性朋友就要照顧好自己的大腸經了。刮痧是很古老的一種治療疾病的方法，這種方法也可以來養護大腸經，促進排毒。大腸經在手臂上體現出來的是食指的最末端到肩部這段距離，我們要排毒，就要刮這段經絡。在刮痧前，我們應該選擇好刮痧工具，硬幣、小勺子都可以，最好是用水牛角，因為它本身就有清熱解毒的作用。選擇好刮痧工具後，就在需要刮痧的地方塗抹刮痧油，然後拿著刮痧工具按照一個方向由上到下，由內及外進行刮痧。刮好後，若是手臂上有紫紅色的斑點，那就證明妳體內有毒，透過刮痧已經排除了一些，過幾天後，紫色斑點就會退去；若是皮膚鮮紅，沒有紫斑，那麼妳體內就沒有毒素或者說是妳體內的毒素不多。每次刮痧不要超過二十分鐘，隔一週後就可以進行第二次刮痧。但是需要注意的是，孕婦以及患有皮膚潰瘍等疾病的人不能使用這個方法。此外，在進行刮痧的時候，一定要處於一個不透風的環境中，因為透過刮痧，會使手臂的毛細血管擴張，如果有風吹入，那麼寒氣就會侵入體內。

如果妳覺得這個方法很麻煩，而且耗時比較長，那麼妳可以試試這個方法：拍打大腸經，這個方法只需要妳的手就可以完成。首先將妳的手臂自然垂在身體兩側，然後用另外一隻手拍打側面，那就是大腸經，每次拍打三分鐘就可以了。在拍打的時候手的力度要適中，千萬不能太用力。

卯時拉肚子，大腸經的「報復」

在我們體內的各條經脈之中，最任勞任怨的就是經脈就是大腸經了。它就像是一位勤勞的清潔工，每天按時辛勞的把我們體內的垃圾清理出去，讓我們的身體更健健康。毒素在第一時間被排除體外，我們才能有一個健康的體魄。但就是這樣為我們無償服務的經絡每天都被人們所摧殘。這句話讓人有點摸不著頭腦，我什麼時候有摧殘過它啊！相信很多人都會有疑問，但是妳想一想妳是不是曾經暴飲暴食、經常喝酒、胡吃海塞大魚大肉。如果妳曾經這樣做過，那說明妳的大腸經就曾飽受折磨。

如果大腸經有「消極怠工」和「罷工」的行為，最為常見的毛病就是腹瀉和便祕。便祕在前文中我們已經提過了，那麼現在我們就談一談腹瀉吧。腹瀉是一件讓人飽受煎熬的事情，如果在有時候妳的腹中劇痛，非常想要如廁，但是又找不到廁所，那種滋味真的可以讓人痛不欲生。

陳小姐今年三十多歲了，在一家外貿公司做業務主管。她有一個令人羨慕的家庭，老公疼愛，家庭和諧。但是有件事情總是困擾著陳小姐，而且並非不是一日、兩日。大約快兩年多了，每天早晨起來，陳小姐就會衝進廁所，狂瀉不止。有的時候，更為嚴重。剛要上班，肚子又是一陣的不適，就這樣……。

其實這種腹瀉也叫做「五更泄」，也就是時間是特定的，每天只要天剛亮，肚子就開始絞痛，而且上廁所是刻不容緩，就像是公雞早晨打鳴那樣「守時」，所以這種腹瀉也叫「晨瀉」。雖然「翻江倒海」之後肚子就會非常輕鬆，但是這種腹瀉會長時間纏繞在病人身上，有時還會出現手腳冰涼、渾身乏力、腰膝痠軟等症狀。

為什麼腹瀉總是在這個時間呢？中醫角度講，出現這種腹瀉症狀的主要原因就是腎陽虛。腎為先天之本，脾為後天之本。脾的功能是運到消化，其正常功能的發揮就是靠命門之火的滋養。那麼什麼是命門呢？命門就是在兩個腎之間的動氣，這種動氣也可稱之為元氣。明代醫家張景岳曾稱名門為生命的根源。從中醫陰陽五行的角度看，脾胃屬土，而火生土，如果命門之火旺盛，脾胃的陽氣就會非常充足。如果命門之火非常弱，脾得不到陽氣滋養，就不會完成運送營養、消化食物的任務，也就會產生腹瀉。在早晨的時候正是引起旺盛而陽氣未復原的時候，但是這時候命門之火不旺而陽氣無法生發，就會讓體質差的人越來越虛。脾土不能得到滋養，就不能完成運化的任務，自然就腹瀉不止。卯時大腸經，脾陽虛的症狀就會表現出來，那就是拉肚子。

想要將五更瀉澈底根治，最根本的方法就是提升脾胃的陽氣。那麼怎麼做才會讓脾胃的陽氣上升呢？有一個很有效的方法，那就是經常按摩足三里穴。這個穴是一個保健作用很強的穴位，俗諺有「常按足三里，勝吃老母雞」的說法，由此可見它的保健作用有多強。這個穴位是足陽明胃經的重要穴位，《靈樞》中記載：「陽氣不足，陰氣有餘，則寒中腸鳴腹痛。陰陽俱有餘，若俱不足，則有寒有熱。皆調於足三里。」由此可知，此穴可以有效的調節人體的陰陽均衡。經常按摩此穴位，就能夠達到固腎益精、助陽溫脾、延年益壽的功效。足三里位於外膝眼下四橫指、脛骨邊緣。想要找到這個穴位並不是一件很難的事情，用掌心蓋住膝蓋骨，五指朝下，中指指尖處就是足三里穴了。可用大拇指按揉這個穴位，大約五分鐘左右，當感覺腿部有痠脹、發熱的感覺是最好的了。也可以進行艾灸，即將艾條點燃後緩慢沿足三里穴上下移動，讓皮膚覺得微燙而不灼傷是最好不過的了，每週三次即可，每次時間不超過二十分鐘，這樣堅持一到兩個月，腸胃功能就可有效的得到改善。

按摩足三里這個穴位的同時，還可以吃一種滋養脾腎的湯，那效果就會更顯著。

當歸羊肉湯

這個湯出自《金匱要略》，當歸的主要功效是養血補血，生薑可以散寒溫中、發汗去疲，羊肉比較溫和，可以補氣虧，對氣血虧損、陽氣不足的患者有很好的滋補功效。每週喝上這樣一碗湯，不但享受到了美味而且還可以滋補身體，治病又養身。不過，但是這個湯比較溫熱，如果妳正上火，或是現在正感冒或喉嚨痛，那就不適合飲用了。

當歸羊肉湯的作法

取當歸少許，鮮薑三十克左右，羊肉一大塊。羊肉放入熱水中焯水，洗去血水，除去筋膜後切成小塊：鮮薑切成薄片。將羊肉、當歸、薑片一同放入鍋中，加入定量的清水、料酒及鹽，用大火煮開後，再用小火燉2個小時，然後放入味精、蔥花。這樣一道滋補美味的羊肉湯就做好了。

脾腎是大腸經的動力之源，只有源泉充沛才能活動自如，才能完成「任務」。所以，護好大腸經，就應該先調理脾腎。

卯時小動作，喚醒女性身體大健康

對於每天工作勞累的女性朋友來說，每天在卯時起床確實是一件非常痛苦的事情。甚至有的女性朋友還會覺得起來之後腦袋昏昏沉沉，弄不好還會影響到自己一天的情緒。

但是沒有辦法，為了工作、為了生活，我們不得不奔波，所以，現在越來越多的女性朋友都希望自己每天能夠在燦爛、溫暖的陽光下醒來，讓昨天工作、生活上的疲勞一掃而光，讓自己神清氣爽出門。

其實這些很多女性夢寐以求的生活是完全可以實現的，只要我們在卯時起來之後做一些簡單的體操，那麼就可以幫助大家睜開眼睛，讓我們神采奕奕迎接新的一天。

張小姐屬於典型的「北漂」一員，每天都要很早起床上班。但是每天重複這種生活習慣，讓張小姐感覺渾身痠痛，頭暈腦脹，總是一副睡不醒的樣子。

但是每天的工作非常忙，生活節奏也非常的快。讓張小姐覺得壓力非常大，但是她卻不能把精力投入到工作中，不是這裡痛，就是那裡麻。這讓張小姐非常苦惱。但是怎樣才能避免在上班的時候出現這種情況呢?不妨學一學這些小動作，來養護自己身體。

1．用背部的伸展運動做一個熱身

在睡覺的時候，女性應該盡量讓脖子、背部得到適當的伸展放鬆，這就可以使睡眠保持到最舒適的狀態。因為當我們睡覺休息的時候，身上的肌肉是放鬆的，因此在起床的時候我們會覺得全身很軟，可是背部因為長時間的壓迫血脈，因此背部卻很僵硬。除此之外，活動身體的中樞神經是在背部上，如果背部得不到鬆弛，不改善血液循環，那麼身體的中樞神經也很難活躍起來，而且神經是從背部脊椎遍延到全身上下的，如果在源頭就受到壓迫，那麼身體的活動能力就會變得非常弱。

其實每當這個時候，女性如果可以在休息的時候做一下伸展運動，那很快就會收到非常好的效果。

2．有意識的進行呼吸

醫學上把呼吸分為無意識呼吸和有意識呼吸，而且有意識的呼吸可以很好的控制自律神經。這其實就和運動一樣，我們可以有意識的讓呼吸的節奏加快，從而逐漸加快自己的心跳，讓我們的身體進入到活動的狀態。

3．全身伸展運動

當我們在起床之後，可以做做伸展運動讓全身的肌肉復甦過來。運用可以伸展柔軟韌帶、肌腱、關節的骨關節部位，而且還可以活絡神經系統。由於肌肉中有神經細胞，如果不對肌肉進行伸展，那麼神經的傳導作用就開始延緩。尤其是女性朋友們在休息睡覺的時候，身體總是保持一種姿勢很長時間，所以，做一下伸展運動是非常有必要的。

4．搓臉

當早晨睡醒睜開眼睛的時候，我們不妨用手搓撫一下面部，這對於人體的健康是具有一定益處的。方法雖然簡單，但是卻有很多細節，所以女性朋友們一定要認真閱讀：先用兩隻手的中指同時揉搓兩鼻孔旁邊的迎香穴。之後上行搓撫額頭，再分別搓揉兩邊，並且沿著兩頰下行搓到頰尖匯合。就這樣反覆搓揉不低於三十次。這樣的動作就可以加強血液循環，還可以增強面部的抗風寒能力，而且對治療感冒和醒腦有一定的幫助。

5．彈腦

坐在床上，用掌心按緊耳朵兩側。用中指、食指、無名指對後腦進行輕彈，每日早晨起來以後彈三四下，可以有效緩解疲勞、增強聽力、預防頭暈，而且對耳鳴有一定的治療作用。

6．挺腹

將身體平臥在床上，兩腿要伸直，用腹部進行深呼吸。在吸氣的時候，腹部應該用力往上挺起，呼出起的時候要鬆弛，就這樣反覆十次左右。這樣的動作可以有效增強腹部肌肉的彈性和力量，預防了腹壁肌肉的鬆弛、減少脂肪堆積，促進腸胃吸收，也可以說是女人保持良好身材的妙招。

7．拱身

身體趴在床上，將兩手撐開，並合攏伸直雙腿，臀部向上翹，用力收腰，讓臀部放鬆向下，就這樣做不低於十次，這一動作對於腰背，四肢的肌肉和關節，特別是促進全身的氣血流暢，治療腰痠背痛都有一定的效果。

跟宋美齡學習調養大腸經

大腸經在人體經絡的十二條正經當中有著非常獨特的作用，它的養陽、通府、生津的功效是其他經脈所不具有的。大腸主津，津液如果是正常運行的，皮膚才能更加的光潔潤滑；如果津液產生的量很少，則皮膚就會變得粗糙起皺紋，還有很多疾病也是隨之而來。

在眾多養生有道的名人裡面，宋美齡可以說是佼佼者了，她不但被美國的《時代》雜誌評為著名的女性而且也是一位很會調養大腸經的養生專家。宋美齡的氣質風度與自幼就受到良好的中西方文化教育是分不開的，但是常駐的青春卻是得益於平常的養生美容。

據人傳講，宋美齡對清腸美容之道非常精通。每天的清腸按摩是她每天必做的，就像洗臉、沐浴那樣成為一種習慣。每天睡醒後，宋美齡都會讓服務人員為其按摩腿部和手臂以及關節部位，這樣按摩不僅可以活絡筋骨，其實也可以達到按摩大腸經的作用。按摩大腸經的主要功效是可以使肌膚潤滑，舒筋活血，促進腸胃消化代謝。

腸道一直被醫學家稱作是人類的第二大腦，腸道健康才能達到身體健康、益壽延年的功效；反之，就會成為很多疾病的源頭，也會讓身體提前老化！因此，照顧自己的大腸經就相當於照顧我們的身體全部。

此外，大腸經還有一個最為直接的方式就是便於人們排便。有便祕或者是排便不暢的患者應該敲擊大腸經在手臂的那一部分，如果療效不是很明顯，則可以變成推按的方法，推二間穴、三間穴至商陽穴的部位，也可以讓排便變得順暢。

特別是很想方便的時候，但卻總出不來，在排便時的時候不妨用力推手指從二間穴、三間穴至商陽穴的部分，這樣就會加強大腸的蠕動。

有這樣一件事，張醫生組織了一次同學聚會，他和一個中學同學見面，可是在這期間那個人上了很多次廁所，開始張醫生以為那個同學是吃壞肚子了，結果同學面帶尷尬的告訴他，其實自己總覺得想方便，但是又出不來，所以很鬱悶。於是，張醫生便指導他，讓他在使勁的時候用力推手指從二間穴、三間穴至商陽穴的位置，這樣就會增強大腸的蠕動感。同學聽了他的提議又進了廁所，結果，一會兒就解決完了，他高興的對張醫生說：「用這個方法果然很順利就排出來了，現在是一身輕鬆。」

另外，如果是多年的便祕，在排便時還可多敲擊一下小手臂，以左臂為主，這就對治療便祕有輔助作用。

大腸經上的主要穴位還有陽溪穴、合谷穴、曲池穴等：

陽溪穴可以補陽氣、提精神。顧名思義，陽溪穴就是把陽氣運輸到全身各處，尤其是灌輸到頭與臉上。所以陽溪穴可以有效改變頭部供血，特別是眼部的供血很有療效。按揉陽溪穴可以治療咽乾、眼澀、眼睛脹痛。

還有曲池穴。曲池穴的在肘部兩側橫紋外，按壓上就會有痠重感。曲池穴對外感病很有療效的穴位，具有降火清熱的作用。需要注意的是，按摩此穴容易造成流產，孕婦應該禁止按壓。

第五章　辰時

——民以食為天，食以「胃」為先

做個「清淡」美人

對於都市女性來講，從兩個方面說飲食應該清淡一些，一個是為了保持良好的身材，一個是為了自身的健康著想。那麼怎樣清淡的吃才會使身體更健康呢？

早上起床以後可以喝一杯開水，吃飯前服下；然後可以吃一些粗糧、雜糧製作的饅頭、再來一碗小米粥和一杯牛奶；一個小時以後還可以增加一些食物，再加一些有減肥效果的蔬菜例如黃瓜、番茄等。

如果女性朋友可以堅持一年，那麼就會很好的控制血糖，也不會引起別的病症，體重也不會出現變化。為什麼早餐會與糖尿病產生相關係呢？從中醫角度講，糖尿病與脾胃虛弱有直接關係，而吃早餐是對脾胃是很好的一種調養，可以有預防和減輕病症的效果。

想必所有人都不會對日本的相撲選手陌生吧，他們的體重一般要遠高於常人。知道他們是如何進行訓練的嗎？就是從來不吃早餐，然後在空腹的情況下做劇烈運動，攝取大量食物以後開始大睡，這樣就會讓他們的體型肥胖超過常人。由此可見，早餐與肥胖之間存在莫大的關係。生活不應該缺乏規律，只有在科學的指導下，才能避免盲目，獲得健康。

清粥小菜，養護女人好身體

胃對食物會有偏好的選擇，所以吃早餐時，女性朋友一定要選擇適合自己胃的食物。胃一般都很偏愛溫熱的食物，於是粥類的食物就成為了最佳選擇。清晨喝一碗稀粥，來上一碟青菜，一個水果，雖然很清淡，營養卻非常豐富！

辰時必須吃早飯，比較關鍵的問題就是吃什麼、怎樣吃。吃早餐要對身體有益，如果吃不好可能就會吃出疾病。從中醫五行的角度來說，脾胃屬土，土可化生萬物。《素問・五臟別論篇》裡講：「胃者，水穀之海，六腑之大源也。」脾胃康健，臟腑自然會得到滋養，妳自然會有一個健康的體魄；脾胃不和，就會有些小病纏繞妳的身體。所以，女性朋友一定要養護好自己的胃。

想要養護好自己胃，首先就應該了解自己的胃。就像追女朋友一樣，妳應該去了解她喜歡什麼，討厭什麼。只有「投其所好」，才能收到預期的效果。對待自己的身體也應該是這樣的。上海人把養胃叫做「樂胃」，形容的很貼切。只有食物讓胃感覺舒服，它才會更好的運行，消化吸收。那胃喜歡什麼樣的食物呢？它比較喜歡溫熱的食物。有的女性朋友特別喜歡喝冷飲，尤其是在夏天，早餐時經常用冰粥、冰紅茶、冰奶等代替溫熱的豆漿、綠豆粥等。這樣的做法對我們身體的損害程度是非常大的。儘管在短期內對身體的影響不大，但如果總是這樣下去，就會造成對脾胃很嚴重的傷害。中醫中講，胃經為陽明經，多氣多血，氣血一旦遇到冷的食物就會凝滯。譬如早晨腸胃功能還沒有進入狀態就吃一些寒涼的食物，極易導致氣血凝滯，這樣自然會讓腸胃消化功能下降。營養跟不上，時間一長皮膚就會失去光澤，不僅臉上變得暗淡，體態也會越來越瘦弱，就像林黛玉一樣，刮一陣風就會倒的樣子。這裡告訴女性一個判斷胃寒的方法：伸出手掌，有個叫魚際的地方，位於大拇指本關節下部肌肉的地方，如果這個地方的血管青筋特別多，表示有胃寒的特徵，就應該在自己的飲食上注意一些了。

女性為了自己脾胃的健康，早上吃的食物應該溫熱一些。但溫熱食物的種類有很多，那麼在早晨應該怎樣選擇食物呢？按照傳統的飲食習慣，清晨喝一碗很清淡的粥是一個非常好的選擇。喝粥不僅僅是為了填補腹中的飢餓感，還有治病強健身體的功效。清代就有醫學家說過：「粥是世上難得的補品。」喝粥的歷史由來已久。粥類食物一直被人們所青睞，這是與其養生功效密不可分的。關於這一點，我們的祖先就已經發現了。《醫學入門》中就有「蓋晨起食粥，推陳致新，利膈養胃，生津液，令人一日清爽，所補不小」的記載。由此可知，清晨喝上一碗稀粥，可以讓人一天煥發精神。

從中醫角度看，胃有「主腐熟水穀」的功能。食物進入胃後，在胃部經過蠕動消化吸收，把顆粒大的食物變小，然後再分解成小顆粒遍走全身經脈。如果吃進的食物已經就是很小的顆粒了，自然可以減輕胃部的負擔，使其快速消化吸收。而粥類食物正好滿足這一點，而且胃因為已經蠕動了一夜，吸收的食物基本已經消化完全，此時正需要吸收營養和水分，來上一碗清淡的粥品自然是最佳選擇。

其實喝粥最大的好處就是「養胃」，因為它不僅不會對胃氣有所消耗，還能達到補益胃氣的作用。那麼我們經常說的胃氣是什麼呢？胃氣其實是中醫對消化功能的一種泛稱。胃氣也是人生存的根本之一，《黃帝內經》上說：「有胃氣則生，無胃氣則死」的論斷。曾經有人將胃氣比作國家的「糧餉之道」，這個比喻特別恰當。如果運糧餉的道路斷絕，那麼人心也就渙散了，軍隊就會潰敗。假若胃氣潰敗了，也就會藥石無靈。我們假如到診所或醫院看病，醫生會提及最近的胃口狀況，就是透過問病人胃氣的盛衰可以知道身體的強弱。胃氣如果強，那麼五臟自然會很強；胃氣衰敗五臟自然很弱。粥類食物雖然很普通，十分常見，但是它的強身養胃功能是最好的。

當然，如果女性朋友覺得清粥的味道很單調，也可以在熬粥的時候添加一些別的材料，有病治病，無病防身。就如《健康粥歌》說的那樣：若要不失眠，煮粥加白蓮；要想皮膚好，米粥煮紅棗；夏令防中暑，荷葉同粥煮。只要在粥裡面放入幾種很簡單的食材，就可以達到祛病防身的雙重功效。但是如果女性朋友想加強粥品的保健功效，煮粥的時間應該長一些，煮到粥與米結合在一起是最好的。這除了要求水與米的比例要恰當以外，煮的時間也應該合適。開鍋以後變為小火微煮，中間不應該再加入冷水。對於花生、豆類等比較堅硬的原料，應該先泡軟再下鍋。

喝粥的時候配一些青菜是最好的了，但是如不是有特殊偏愛，最好不要選擇腐乳或醬菜一類，這類食品營養價值很低，而且味道比較鹹，有的甚至有防腐劑成分，常吃會影響免疫力。而一小碟青菜就是不錯的搭配，製作方法也簡單易學。如果女性朋友喜歡的話，也可以搭配一個荷包蛋或是火腿，出門的時候再拿上一個水果，儘管簡單，但是營養也就更加均衡了。

非常有名的長壽鄉，那裡百歲老人非常多。而他們養生方法就是早晚吃粥。妳不會想到這簡單的一碗粥會有如此的功效吧！養生的智慧，就在我們身邊的生活裡面，只要妳多注意一些生活細節，自然會有良好的身體。

拒絕瘦骨嶙峋——「陽陵泉穴」讓妳胃口大開

對有那些早出晚歸的上班女性來說，早晨起來就會非常的疲乏，胃口變得越來越差。這可能就是因為肝火太盛的原因，導致脾胃失和。我們除了要加強飲食上的調理外，多吃酸少吃甜以外，女性朋友還可以透過穴位按摩來調理。其中，按摩陽陵泉穴泄肝火的作用是最好的。

從中醫講，辰時是胃經當職的時候，這個時候就應該進食。早餐可以說是一天的營養基礎，如果早餐吃不好，那麼這一天就會非常煎熬。上班族女性為什麼早起沒有食慾呢？這是很正常的。對於增強食慾來講，調理肝氣是很重要的。早晨的肝氣很旺，而中醫講，肝為木，脾胃為土。根據五行相克理論，肝木克脾土。肝氣如果特別旺，脾胃的功能可能就會受到影響，這時女性自然就會有厭食的表現，吃不下去飯就很正常了。

那麼怎樣才能解決這樣的問題呢？最為關鍵的是疏肝理氣。胃主管進食，而消化運食的功能在與脾，但脾的運行胃的進食功能主要在於疏肝理氣。只要把肝氣調理好，脾胃自然就好了。

孫思邈在《千金要方》中記載：「春七十二日，省酸增甘，以養脾氣。」中醫認為甜食入脾，酸食入肝經，多吃甜食少吃酸食就自然會平衡肝氣，就會達到疏肝健胃的效果。如果妳的胃口不好，可以嘗試一下用糯米或黑米煮粥食用，這兩種食物都比較溫甘，有很好的養肝健脾效果。當然，如果妳希望有更好的療效，還可以放入一些大棗，不僅健脾，還可以補氣血。氣血足了，脾胃運轉起來的動力也就強了，就會非常促進妳的食慾。如果妳時間很緊迫，沒有時間煮粥，那就泡一小包燕麥片，然後在微波爐裡熱一下，既可以當做早餐食用，既可以健脾開胃，效果也是很明顯的。

除了用飲食調節以外，還可以配合一下穴位的按摩，效果會更好。其中膽經上面的陽陵泉穴也有瀉肝火的功能。或許女性就會覺得，膽經上的穴位怎麼有瀉肝火的功能呢？因為肝膽是相互照應的，肝氣是透過膽經排泄而出的，所以按摩膽經上的陽陵泉穴，就可以有疏肝利膽的功效。且陽陵泉穴為膽經的合穴功能，所以會有很好的調理功能。膽經作為排泄通道是正常的，肝火就可以順利的排出，脾胃也就暢通了。

尋找陽陵泉穴也不是很困難的事情，屈膝九十度，在膝蓋外側有兩個突起的地方，前上方為脛骨小頭，後方偏下的為腓骨小頭，將兩點連線做一個直角三角形，第三點就是陽陵泉穴。用拇指將其按住，四指併攏的時候將腿托起，用力按揉大約三分鐘。也可用艾條灸十分鐘左右，皮膚微熱發紅就可以了，不要灼傷皮膚。當然，如果也可以使用敲膽經的方法，敲完膽經後在按摩陽陵泉穴來瀉火，效果就會非常好了。

脾胃是後天的根本，是生化氣血的源頭。脾胃健康，才能很快的吸收營養，氣血才會充足，才會提高我們的抵抗力。如果妳不想變得瘦骨嶙峋，抵抗力非常低，不妨經常按摩一些陽陵泉穴，那就可以很好的提高胃動力，自然就會有一個很好的體魄。

想擁有面色紅潤的肌膚？請跟我來

愛美之心人皆有之，這對女人來說是至關重要的。其實，如果想自己變得漂亮，內在調理會比外在的保養更重要。女子只有保持充足的氣血，面色自然會紅潤、有光澤。

想要讓自己的氣血很充足，那就可以敲打胃經，工作閒暇的時候敲一敲，既可以解除疲乏又能滋養身體。

王先生前天回家，妻子做了一桌很豐盛的飯菜，而且非常殷勤。端詳一下日曆，並不是很特殊的日子，王先生心裡不免有些發毛。說實話，妻子每次這樣做，王先生心裡就會擔心。要麼就會花很多錢，送妻子很多名貴的首飾，要不然就要花錢出去旅遊，還要對人說是：「心理度假」。原因是這樣的，「今天居然有人說我不化妝也是美女，這肯定是讚美別人最高境界！這完全是妳的功勞，犒賞一下也就理所當然了」！聽妻子這樣說。王先生差點把茶水噴出來。

愛美的心態所有人都有。這一點一旦到女人身上就變得非常正常了，就是人盡皆知的道理。一般的女性都會用化妝品來美化自己的容貌。據調查顯示，有一半以上的女人沒有信心素顏出門。但這樣就好像是沒有生命力的塑膠花，非常漂亮但是沒有活力。再者，女人不可能依賴化妝過一輩子。所以，如果妳想青春常駐，就需要從內部調理身體。儘管效果不會非常明顯，但是可以從根本上解決問題。如果有一個懂得養生的丈夫，妻子自然就會容顏常駐，這樣就會讓女人在眾人面前很有「面子」。

或許有的女性開始抱怨，我的丈夫一點養生的經驗都沒有，弄得自己像一個「黃臉婆」一樣。如果妳的丈夫沒有養生的方法也沒相關係，妳也可以學一學。現在就給廣大女性介紹一種方法，不但可以讓妳變得越來越漂亮，而且還不會花一分錢，也不會耽誤妳的時間。只需要在工作的閒暇時間做就可以了。辦法很簡單，那就是在閒暇的時間拍打一下足陽明胃經。

一般提到胃經，大家的印象裡都是用來治療胃部疾病的。其實，胃經的功效不僅僅局限在治胃病方面，別的不說，它的養顏美容效果在十二條正經裡面是最好的。我們知道，女性以氣血為本，氣血不僅與女性的健康相關，而且還會影響到女性的容顏。氣血充盈，就能達到滋養氣血的目的，讓女性的臉色重新煥發青春；還可以滋潤秀髮，讓女性的頭髮更加的亮麗烏黑。年輕的女孩子的嘴唇都非常紅潤，眼睛也非常清澈、明亮，這就是氣血充足的緣故。如果氣血不足，就會變得臉色暗黃、頭髮乾枯，皺紋開始慢慢的爬上面龐，可能很快就會使女性變得人老珠黃。所以，對於愛美的女性來說，如果妳希望變得容顏常駐，變得越來越有光彩，那麼必須要把妳的氣血養足。

那調養胃經與補氣血有什麼關係呢？中醫理論講，脾胃乃「後天之本」，「氣血生化之源」。《黃帝內經》中記載「中焦受氣，取汁變化而赤，是為血」的理論。意思是說，陽明經脈在採納食物的過程中，會把元氣變成水穀精微運送到全身各處，這種精微物質就是中醫講的氣血了。脾胃健壯，氣血就會充足；脾胃如果很弱，就很難消化吃進的食物，氣血就會失去源頭。妳可能會說，妳的脾胃功能不缺失，可是為什麼皮膚還是那樣的粗糙呢？其實，光是氣血足是不夠的，還需要有能量去運輸它們，四通八達的經脈應該有運輸氣血的作用。如果經脈不通，氣血很難運輸出去，照樣會有氣血不足的表現。胃經的開端在於鼻子的兩側，然後透過內眼角，從內眼角一直順延至過唇及下顎，順行至胃部，與胃相接。在表體，胃經走頸，胸及腹，一直通到腹股溝，再沿著大腿到小腿前端一直循環至腳面，最後到足二趾尖的側部。另一支脈從腳面裡分出，走足大趾，介入脾經。胃經的走向至面部頸部、胸腹部、下肢的前面外側，左右過四十五個穴位。從胃經的運行路線就可以知道，「面子」上的問題差不多都由胃經掌管。而陽明經又是運輸精血的要道，所以妳必須讓陽明經保持暢通。氣血暢通、經脈通暢，肌膚及毛髮可以得到充足的滋養，女性肌膚自然會很滋潤細膩。

既然胃經這樣重要，女性怎樣才可以養護胃經呢？有一個非常不錯的方法，那就是順著它的運行路線敲打。至於面部部分，把兩隻手微微張開，然後十個拇指腹用力，輕輕向下叩擊。拍打頸部的時候可以改用手掌，到大腿的時候因為腿部的肌肉比較多，可以改用拳頭捶打。總之，應該以自身的實際情況為主，妳只要能讓自己的經脈暢通就可以了。早晨拍打的效果是最好的，因為辰時的時候胃經的氣血是最為活躍的。當然，如果方便的話，也可利用工作間隙拍打穴位。這個辦法非常簡單而且實用，也不用費盡心思去記一些穴位的位置，一路敲下來，就可以解除疲勞，還可以美容，這不是一件非常好的事情嗎？

女性朋友一定沒有想到養顏美容是這樣的簡單！還不趕緊試一下。但願用這個簡單方法去改變妳！

女人要在三十五歲之前養好胃經

女子一到三十五歲的時候，經氣開始慢慢的會衰退，面部顏色開始變得暗淡，光彩漸漸褪去，為什麼會有這樣的事情呢？其實這與胃經有很大的關係。

在《素問．上古天真論篇》中記載：「女子七歲，腎氣盛，齒更髮長；二七天癸至，任脈通，太衝脈盛，月事以時下，故有子；三七腎氣平均，故真牙生而長極；四七，筋骨堅，髮長極，身體盛壯；五七，陽明脈衰，面始焦，髮始墮；六七，三陽脈衰於上，面皆焦，髮始白；七七，任脈虛，太衝脈衰少，天癸竭，地道不通，故形壞而無子也。丈夫八歲，腎氣實，髮長齒更；二八，腎氣盛，天癸至，精氣溢瀉，陰陽和，故能有子；三八，腎氣平均，筋骨勁強，故真牙生而長極；四八，筋骨隆盛，肌肉滿壯；五八，腎氣衰，髮墮齒槁；六八，陽氣衰竭於上，面焦，髮鬢斑白；七八，肝氣衰，筋不能動，天癸竭，精少，腎臟衰，形體皆極；八八，則齒髮去。」從此可知，女子到了三十五歲，足陽明胃經氣血衰退，面焦髮墮，顏面不榮，而男子在四十歲左右，腎氣衰，髮墮齒槁，青春不再。

很多的女性朋友都可能長過痤瘡（皮膚囊腫或粉刺），這些暗瘡一般都長在額頭和臉上，這些很小的苦惱女性帶來了無盡的苦惱。

為什麼痤瘡會生在臉上、額頭呢？其實就是因為胃經出現了問題。臉部和前額都是足陽明胃經的循經的地方。如果胃經不暢通，常見的表現就是面色發黃、痤瘡多發，口唇顏色不紅、臉色暗灰發白，而且精力不濟，頭髮乾枯發灰。

從中醫的角度講，脾胃開竅於口。口唇如果蒼白就顯示腸胃功能不好，女性朋友如果去看醫生的時候最好不要化妝，這樣才能見到本來面目。此外，如果是脖子上的皮膚越來越鬆弛就顯示此人的胃經氣血虧虛。

為什麼女人要在三十五歲以前要養好胃經呢？因為女性一旦過了三十五歲，就開始漸漸老化，皮膚也不再像以前那樣粉嫩有光澤，因為胃經循經的時候正好遍布面部。一旦感覺前額很痛，包括眉稜骨痛，這都是因為胃經出現了問題。而女性朋友一到三十五歲的時候，胃經的功能就會漸漸減弱，人的容顏也開始變得越來越老，這個時期是女性朋友一個關鍵轉捩點。女人只有在三十五歲以前養好陽明經，才能可以有效防止衰老。

那麼，怎樣才能養護好胃經呢？最好的養護方法就是敲打胃經。

怎麼樣對胃經進行敲打呢？妳可以在循經的時候開始，自鎖骨而向下，經過雙乳，透過腹部，順下過下肢正面，一直敲打到腳踝。在敲打胃經的時候應該多用力，然後一直敲到小腿脛骨外側到第二個足趾間的連線。應該從足三里開始，有麻痛的地方就是穴位，敲的時候就應該用一些力；足背最為高的地方也應該敲。當然，在敲打胃經的時候，還應該敲打肺經、大腸經，重回女性清純亮麗的面龐。

這是一個非常躁動的青春，女人的心中比較容易起波瀾；心裡如果有不平靜的時候，有本事的女人可以換一種心情。那麼，如何養好自身心境呢？最為關鍵的事情就是敲胃經。

陳小姐是一個容易長痤瘡的上班族人士，每次痤瘡侵犯臉上時，還會時常有便祕的時候，這與胃經之間有什麼內在關聯？

據醫學家觀察，患有痤瘡症狀的人經常伴隨不同程度的便祕。經常長痤瘡的人，說明身體堆積了很多毒素。毒素累積到一定程度以後就有可能呈現在表面，漸漸的就開始生出痤瘡。人體內的毒素還會影響機體毒素，氣血運行出現毛病，內分泌有可能紊亂，讓機體的功能漸漸轉弱。要想解決這一問題，除了到醫院檢查以外，還可以進行食療，最好的方法就是調理陽明經，陽明經主要包括手陽明大腸經、足陽明胃經。

調理的主要方法是敲打、拍打、捶背、按摩循環等。如果在拍打下肢足陽明胃經的穴位的時候，覺得這種方法不好，還可以用一些別的方法。

穿高跟鞋的人在累的時候可能會無意識勾起腳尖，大家不妨嘗試一下這些動作，如果在站著的時候，那就在稍息的時候把腳往前伸，然後勾一下腳尖。如果是坐著的情況下，應該把兩隻腳勾起。堅持到足三里穴道漸漸有發熱感的時候，就應該休息一會。這個方法可以非常有效刺激足三里穴位，女士可以把這個動作變成日常的一個習慣鍛鍊，在傳統武術中就有這樣的方法。如果不敢用針刺的方法，又擔心拍打穴位會引起別人的誤會，就可以用這種方法來刺激穴位。如果可以用腳尖外擺，那就可以刺激膽經上的陽陵泉穴。如果能把鞋脫掉，那就用一隻腳放在另外一隻腳上面，將自身身體的重量壓在腳面的衝陽、內庭、陷谷等穴位上。

敲打「胃經」，不花錢的保養方法

胃的主要功能就是消化，將食物慢慢消化吸收，而且從中醫的角度來講，胃是後天養護之本，就是日常的飲食消化營養都是由胃來補養的，所以胃是一個非常重要的器官。生活中，很多人在生氣、傷心、緊張或者有疾病的時候都覺得沒有食慾，就會覺得一點飢餓感都沒有，這個時候人的脾胃功能是非常差的，人體就會出現各式各樣的毛病。因此，我們在平常生活中，不但要排解自己的壓力，還要透過按摩胃經來緩解各種的不適。

胃經是十二條正經中比較重要的一個經脈。先從人們的頭部來講，胃經的起點穴位是迎香穴，往上就開始到山根，總共分成兩支，一支經過面部，另外一支經脈可以從太陽穴至額頭。胃經沿著頸部往下行，然後經乳中，乳中也就是乳房中的中點線。所以，有些女性在經期以前就會有乳房脹痛的感覺，其實這是胃經瘀滯引起的。胃經接著從乳中過大腸，然後向腿的前側順延而下。所以，人們在日常生活中應該注意，假若是腿的前側出現了問題，一般都是胃經的問題。古人非常講究護膝，在席地而坐的時候就會把兩隻手放在膝蓋上，跪坐的時候也會把手放在膝蓋上。這是因為胃經也會經過膝蓋，我們手中有一個穴位叫做勞宮穴，這個穴位屬於火穴，用手將膝蓋捂住，可以有效的防止膝蓋受涼。

很多女性朋友在吃飯的時候沒有食慾，她們可能很少吃早飯，中午十二點吃午飯，晚上的時候就會和朋友大吃一頓。飲食非常不規律，時間一長，脾胃肯定就會出現問題。然谷穴是一個讓人產生飢餓感的穴位。在我們的腳的內側，足弓弓背中部分比較靠前的那一部分，在骨節上可以摸到一個縫隙，這個穴位就在這裡，它可以有效增強脾胃功能、促進胃部的消化吸收。對然谷進行推拿，就會很容易的讓人產生飢餓感，同時還可以治療飲食過多引起的胃部不適，對胃有雙向調節的功能。

推拿方法：

1．應該準確的找到然谷穴的位置，用大拇指按壓，力量不要過重，按後應該馬上放鬆。當大拇指按下去的時候，這個穴位的周圍以及腎經上會有很強的痠脹感，但是隨著手指的漸漸放鬆，痠脹的感覺就會馬上消失。等這種痠脹感消失以後，再按上面的方法進行按壓，就這樣重複不低於二十次就可以了。

2．對胃經進行敲打，從鎖骨以下開始，順接兩乳，然後透過腹部，到達兩個腿的正面部位，可以敲擊到腳踝，敲打的時候力量可以重一些。

3．胃經上的足三里穴位也有很多的功能，因為它是一個典型的保健穴位，可以增強人體的免疫力，還可以滋補人的元氣。另外還對人體的內氣有一個平和的作用，太衝穴位可以沖消肝膽的氣，足三里可以平抑腸胃的氣息，消化不良胃部不舒服的時候，如果揉太衝穴不起作用，緩解腸胃中的脹氣就應該按揉足三里穴。

很多女性都為減肥的問題非常煩惱，但是還有一些人因為過於「苗條」心裡特別的苦惱。辦公大樓裡面有很多的上班族看上去都是弱不禁風，別說美感了，整個人瘦得快成乾了，不管她們用多少化妝品，也難掩難看的臉色。其實，這不是臉部的問題，而是腸胃出了問題。建議這些女性可以從頸椎問題進行治療，每天敲打胃經與膽經。如果氣血很不充足，血液流動不暢通，肢體、肝臟、肌肉、經脈就會出現問題。所以，女性朋友想要青春常駐，就應該多在胃經問題上做出一些學問。脾胃的氣血活躍了，才會有力量去吸收營養，這樣身體好起來，氣血也就充盈了。女性朋友們可以參照一些體操動作，這些動作都可以有養護胃經的作用。

送妳一枚「神丹」，幫妳把美麗無限延續

對於女性來講，養生這個話題永遠都不會陌生，是人們一直都比較關心的話題。其實，在人們的身體裡面，確實有一個長生「神丹」，那就是「足三里穴」。經常對這個穴位進行按摩和艾灸，自然會有治病強身的作用！

曾經有這樣一個故事，古時候一位書生遊覽大川名山，有一次路經武當山，恰巧遇到一位老道長，一副精神矍鑠的樣子。儘管看上去已經九十多歲了，卻依然步履矯健，聲音洪亮，身體看上去好像比年輕人還要好。書生感到非常好奇，便向這位老道士求教養生的方法。老道士只是一笑說：「無為恬淡，靜觀自得，無憂是為長壽之方。」這麼簡單？誰都不會信！可老人一直守口如瓶，書生沒有辦法。後來聽別人說老道士非常愛喝茶，於是他找到一些上等的茶葉。果然，老道士非常高興，攜著書生讓他一起品茶論道，讓書生非常高興。好在書生懂些茶道，烹茶煮茗間，實在是一種享受。瞄準機會，書生又開始向老人打聽，老道長才如實相告：「每月艾灸足三里，定可益壽又延年！」

一句話如醍醐灌頂，書生終於豁然開朗。

這個故事是不是很熟悉！的確，關於足三里這個學位，在預防腹瀉的時候就曾經談到過這個穴位。其實，如果妳覺得這個穴位只能治療腹瀉，那就太小瞧它了，這個穴位還有更大大的本事！《黃帝內經》認為，足三里穴可以有效的促進機體生長。唐代名醫孫思邈也認為，「若要安，三里常不乾」。經常對足三里進行按摩，就會達到益壽延年的效果。其實，關於足三里的保健功能，不僅在醫學界得到了認可，就連在日本也開始流行起了按摩足三里保健的風尚。

我們可能就有疑問，為什麼足三里有這樣多的功效呢？我們知道，腎是先天運行的根本，脾胃是「後天之本」。從出生的時候算起，脾胃就決定了人以後的身體健康程度。從中醫的角度講，脾胃為「水穀之海，六腑之大源」。沒有食慾就與脾胃的運化功能相關，只有脾胃功能正常，才能使精氣輸送全身，供養五臟。「內傷脾胃，則百病由生。」所以我們應該保護好我們的脾胃，臟腑才可以提供更好的能源供養，身體自然就會強健。足三里是胃經中比較重要的穴位，對脾胃類的消化疾病有很強的治療功效。中醫裡面就有「肚腹三里留」的說法。脾胃功能好，運化水穀精微的功能才能轉好，人體化生精、氣、血、津液的原料才能充足，身體自然健康。此外，刺激足三里還有驅邪扶正、益精補腎、消除疲勞的功效，這樣就有讓人青春常駐、養顏美容、益壽生津等功效。

關於灸足三里的小故事：

日本東京有這樣一個風俗，每次建完一座橋，都要邀請一位很年長的老人從橋上渡河。有一次，他們居然找到一位已經有一百七十四歲的高齡老人渡河。大家對這位老人的年齡感到非常的好奇，一問才知道，原來這位老人每個月都有灸足三里的習慣。不單單是老人，家裡的所有成員都在採取這個方法。他的妻子已經一百七十三歲，兒子也一百四十三歲，甚至連孫子都一百零五歲了。大家聽後非常驚異，於是灸足三里可以延年益壽的事情就傳開了。

關於足三里所在位置以及按摩方法，我們已經做過介紹。其中在刺激方法裡面灸足三里是最好的，針灸有很高的要求，對於普通老百姓很不適合。民間經常用艾來驅邪，並有「清明插柳，端午掛艾」的諺語。而用艾代替針灸也是很好的方法，不僅不會感到痛苦，而且功效顯著，傳導的功能很強。就連日本和韓國也非常推崇這種方法，韓劇《大長今》裡也對艾灸有所描繪，可見艾灸的功效流傳很廣。

艾灸時應該用酒精進行殺毒，然後用紫藥水在穴位上做出標記，最後將艾條點燃施行灸法。還有一種流行很廣的瘢痕灸法，也就是將施灸部位的皮膚灼傷，使其化膿，讓他留下疤痕。「三里常不乾」中說的「不乾」就說的是這種艾灸法。這種灸法效果最好，但是需要有專業的醫師指導。普通人進行艾灸就可以了，即使艾條離皮膚的距離不是很近，溫和施灸，效果也是很好的。如果妳擔心艾條太燙，還可以運用隔物灸的方法，也就是在艾條與皮膚之間墊上薑片之類的物品，這種灸法相對於直接灸來講更柔和，也比較容易接受。艾灸的時間應該選擇在辰時氣血流經胃經的時候，此時施灸的效果最為明顯。但如果上班的時間很忙，可以用按摩的方法，坐公車的時候就可以做到。時間也可以自由調整，符合自己的條件就可以了。

陸游詩中曾經寫道：「紙上得來終覺淺，絕知此事要躬行。」不管足三里的功效有多大，女性朋友試過才可以知道。就算是「神丹」，您如果不實際去實行，也不會看到效果。所以，您想要健康想要長壽，就應該立刻行動起來！

第六章　巳時

——用脾經澆灌出最美麗的花朵

跟多愁善感的林黛玉說BYE BYE

相信所有的人對《紅樓夢》裡面的林黛玉都很熟悉，瘦弱還有三分病態，惹人憐愛。但是在現實生活中，如果女性總是一副哀思苦痛病怏怏的樣子，不僅不會讓人感到是一種美，而且還會引起別人的反感。

中醫理論認為「憂思傷脾」，思慮過度就會造成脾氣的鬱結，運化功能紊亂，從而讓疾病有可乘之機。對於那些經常思慮、多愁傷感的人來說，可以採取情致療法。按照中醫理論五行學說來講，肝木克脾土，所以想要去緩解哀思憂愁的情緒，只要妳可以想一些讓妳覺得可以憤怒的事情就可以了。

林黛玉自幼身體就比較弱，進入賈府之後，又覺自己寄人籬下，所以心情非常憂鬱。又因為與賈寶玉之間的「情感糾紛」，所以多愁善感，傷心至極，最後憂鬱而終。

從中醫的角度講，心主神明，人的思慮憂傷與心有重要的關係，因此就有「嘔心瀝血」的詞語。思慮怎麼與心相關？《黃帝內經》中記載，人有喜、怒、思、悲、恐五志，並與人體相對應。其中脾受思慮影響，所以有「思出於心，而脾應之」的說法。正常的思慮對人的身體健康沒有影響，但是如果是過度的思慮，就會讓脾受到傷害。脾氣鬱結，運化的功能也會失調，就容易讓人食慾不振、消化不良，時間一長自然就消瘦下來。脾傷了氣血之後就失去了運化的功能。氣血非常虛弱，各種臟腑也會受到損傷，讓人百病纏身，年深日久，甚至會危害到以後的健康。這就是我們常說的「相思病」。為情所困的青年人經常會有這種症狀。

其實，「思傷脾」中的「思」並不單指「相思」，多愁善感也會對脾造成傷害，這種症狀主要是來源於用腦過度。看過《紅樓夢》的人對林黛玉的遭遇很清楚。林黛玉雖然很聰明，但是與賈寶玉之間的關係讓她多愁善感，又因為賈寶玉與薛寶釵之間的感情關係，以致脾肺憂傷，英年早逝。現實生活中「思傷脾」的案例也不在少數，比如學測以前有很多的高中生罹患了神經衰弱，主要的表現是注意力不集中，記憶力減退，容易疲勞等，就是因為長時間的用腦而造成脾虛的。還有就是上班族女性，很多上班族在早晨是不吃早餐的，但是工作又特別的費腦力，從而有一種眩暈頭痛的感覺，這也是脾臟受到傷害的緣故。

民間有這樣一句諺語叫做「愁一愁，白了頭」，說的也是這樣的一個道理。

既然憂思對脾胃有傷害，是不是我們不能思考了?當然不是。思慮是人類所不能禁止的，是正常的而且也是必需的活動。一個人如果能夠做到不思考，是完全無法在社會上生存的。從中醫理論上講，不思慮的人容易懶惰呆滯，體重也會增加，溼氣特別重。所以思考是生活必須第一部分，關鍵就是應該做到適度思考。如果思慮良久也沒有找到解決問題的方法，不如順其自然更好。特別是一些年輕女性，做事情千萬不能過於固執，遇事情要把事情做好，經常往寬處想，這樣就不會對脾造成傷害。

而對於那些多愁善感的人來說，第一件應該做的事情就是健脾。妳可以吃一種食藥兩用的物質——茯苓。對於這個名字，妳肯定不會覺得很陌生，有種很出名的甜點就叫茯苓糕，指的就是茯苓。

茯苓可以說是健脾腎的良藥。中醫認為，茯苓歸心、肺、脾、腎經，而且藥性平和，既有健脾滲溼的功效，又可扶正祛邪，對身體幾乎沒有傷害，因此適合脾虛患者長期服用。茯苓中含有多種營養物質，經常服用還可以提高免疫力。《神農本草經》就曾記載茯苓「久服安魂養神，不飢，延年」，古人甚至將其列為「養生神藥」，由此得知茯苓的功效有多大。至於食用茯苓的方法，《紅樓夢》裡面有這樣的記載：「第一用人乳和著，每日早起吃一盅，最補人的；第二用牛奶子；萬不得，滾白水也好。」當然，用人乳放在一起吃非常不符合實際情況，那我們可以找到替代品，那就是牛奶。去藥店買一些茯苓粉，每次取出很少的一部分放入牛奶中混合，每天早起食用。為什麼要選擇在早晨食用呢？這是很有根據的。我們說過，已時氣血正好流經脾經，脾經在這個時候最旺盛，也比較容易吸收營養，這樣就可以利用早間良好的時機補充營養。另外，如果妳對粥品情有獨鍾，也可以將茯苓粉煮粥來喝：取茯苓粉少許、薏仁六十克左右、大棗數枚一起放入鍋中煮，每日將其作為早餐，不僅可以健脾，還可以抗皺養顏。如果妳的時間非常緊張，也可以去買一些茯苓糕來食用，上班的時候既補充了營養，而且還品嘗到了美食。

除此之外，我們可以借鑑中醫理論中情致相克的方法，以毒攻毒，化解多愁善感帶來的焦慮。思的「天敵」是什麼?它最怕怒，根據中醫陰陽五行的角度來講，思為脾志，怒為肝志。脾在五行當中屬土，而肝五行屬木，因為木可以克土，所以發怒可以降低思慮帶來的悲傷難過。因為思慮過度而導致的疾病，只要讓患者生氣就可以了。至於怎樣讓自己發怒，就應該具體分析了。但女性朋友需要注意的是，這種辦法最好選擇在脾思慮過度的情況下使用。如果脾沒有受到很大的傷害，這就沒有必要用發怒的辦法養肝了。因為怒傷肝，如果自己找氣生，脾可能沒事，但肝臟就會出現問題，得不償失。

不管是哪樣的方法，都只是「亡羊補牢」，最為關鍵的事情就是加強自身的身體鍛鍊。生活中一定要保持平淡，不為外物所擾，不為身邊的小事而多愁善感。當內心進入平靜的狀態時，正氣自存，自然脾也不會出現問題。告別思慮，千萬不要成為多愁善感的「林黛玉」。

巳時讓妳明眸亮麗

女性投入工作的同時，不要忘記愛護自己的眼睛，明眸善媚是寫給女人的最美的詞，但是要好好保護，才能不辜負這樣好的讚美！

讓妳的視力定期放風箏

放風箏時，需要我們昂首翹望，極目遠視，用眼睛不斷注視緊盯，隨時調節其方位和高度，可使睫狀肌鬆弛，從而有利於調節眼部肌肉和神經，消除眼疲勞，對防治近視眼、保護視力有一定的作用。

雖然在工作環境有限的空間中我們不能放風箏，但是還有更好的方法讓女性的視力動起來。使用電腦或工作三十分鐘後，女性一定要提醒自己的是，到了保護眼睛的時候了，要站起來走動一下或看看窗外都可以，把一直注意近距離的視線拉長。

還可以讓自己的眼睛，先按順時針轉動六次，再按逆時針轉動六次。然後睜開眼睛向窗外遠處的綠色草坪或樹木眺望兩三分鐘。這樣就能讓自己的視力去放風箏，得到最好的調節。

若眼睛乾澀、發癢，先將眼睛閉起來休息幾分鐘，再張開，千萬不要用手去揉眼睛。若無改善就必須就醫，因為有可能是其他的感染所致。

按摩小動作，眼睛大健康

用大拇指按眼內眥上（內眼角上方）、眉端下、眼眶邊緣的攢竹穴，如果有壓痛感，說明眼睛神經緊張，眼睛內血液循環不足。大拇指一邊按，一邊揉，做小圓圈運動，默數到十，放鬆，再按摩，重複三次。還可以從眉梢起，將中指滑到頭兩側柔軟處的太陽穴，一邊按，一邊揉，默數到十，放鬆，再按摩，重複十次。除了做操，眨眼三百下也是可以的，這樣有助於清潔眼睛，同時達到按摩的效果。

其次，工作環境要保持通風，使那些有害氣體盡快排出。在室內安裝換氣扇或冷氣，減輕對身體的影響，電腦附近的灰塵密度要比機房其他空間高出上百倍，它們長時間附著於人的皮膚上，可導致各類皮膚病。電腦房間要保持清潔衛生，電腦要定期擦洗。在電腦旁放一杯熱水，增加周邊溼度，可以減輕眼睛不適的情形。

眼睛痠痛難忍，很多上班族都因為又忙又懶，而自行去普通藥店買點眼藥水來滴，極少有人到專業醫院就診。眼藥水點入眼睛中，暫時感覺舒服了，就以為萬事大吉，於是繼續拼命用電腦。其實，這樣不負責的行為只會為眼睛帶來更大的傷害。

常用的眼藥水中含有防腐劑、激素、抗生素，長期使用對眼睛的損害無法彌補！比如：環丙沙星（抗生素）有輕度的胃腸道副作用；氯黴素（抗生素）可引起白細胞減少甚至再生障礙性貧血；鏈黴素（抗生素）、氯黴素、紅黴素（抗生素）、頭孢菌素（抗生素）

和多粘菌素B（治療感染的藥物）能抑制免疫功能，削弱機體抵抗力。

在眼睛疲勞的時候可以使用交替冰敷與熱敷，但不可冰到或壓到眼球，熱敷也是一樣，一次不超過五分鐘，可以配合眼睛上下左右旋轉，多做幾次，既可以改善眼睛周圍的血液循環，對因疲勞造成的黑眼圈也有很好的效果。

脾經不壞，健康不愁

巳時，也就是上午九點到十一點的時候，就輪到了脾經當令的時候。我們說過在辰時的時候應該吃早飯，而食物在經過胃的蠕動消化以後，被輸送到全身的各個地方，以供養身體，這時脾就有了交通運輸的作用。

從中醫的角度講，脾胃是一對搭檔，脾與胃，一陰一陽，互相輔助。在《素問．靈蘭祕典論》中記載：「脾胃者，倉廩之官，五味出焉。」這裡將脾胃的功能比喻成倉廩，既可以消化吸收食物，還可以將營養物質輸出至全身各處，為人體提供元氣。脾胃也稱為「後天之本」。「內傷脾胃，則百病叢生。」所以如果有一個健康的體魄，女性朋友就應該養護好自己的脾胃。想要養脾，就應該經常參加體育鍛鍊，因為脾主管肌肉，透過鍛鍊肌肉，就可以強壯自身的脾胃。鍛鍊時間不宜過長，也不要很晚，只有在巳時脾經當令時進行體育鍛鍊，才會收穫很好的效果。

巳時是脾經值班的時候。脾主管肌肉，此時進行身體鍛鍊可以有效的占據天時，能夠達到最佳的健身效果。平常多做一些活動腳趾的動作，或用腳趾「抓」東西。不要覺得這個動作很簡單，它們健脾養胃的效果是最好的。

每天早晨八、九點的時候就會看到很多老年人在鍛鍊身體，神情悠閒，非常令人羨慕。或許只有到了這個年齡才意識到鍛鍊身體的重要性，晨間鍛鍊成為了老年人生活中不可缺少的一部分。

為什麼鍛鍊的時間要選擇清晨呢？其實這樣做非常符合人體養生的規律。按照中醫理論，八九點中正是脾經運行旺盛的時候。在《素問》中記載「脾主全身之肌肉」，這與脾經的運化功能密不可分。水穀精微和津液等物質都需要在脾經的運化作用下輸送到全身各處，並且轉化為氣血補充能量，為身體的活動提供充分的能量。脾的功能如果可以得到正常的發揮，那麼肌肉就會很發達，壯實有力。如果脾功能弱，運化功能弱，就會有脾虛或者是脾溼的症狀，甚至可能到最後一點食慾都沒有。人年紀大了以後之所以出現肌肉鬆弛、渾身無力、沒有食慾的症狀，就是因為脾臟功能不強、運化功能較弱。早晨八九點的時候氣血正好流經脾經，此時脾經是最為旺盛的。它吸收了胃傳導的食物，然後運至全身各處。肌肉得到足夠的營養才會有力氣運動，這時我們才有做運動的念頭。運動的過程中，肌肉裡的能量得到消耗，就會讓脾經運送更多的營養。脾一直處於工作狀態，功能就會正常。脾在五行中屬土，生養萬物。五臟六腑因為有了能量也會變得強壯，疾病自然就迎刃而解。可見，晨間鍛鍊是強壯身體的一個「開關」，是打開人體能量的鑰匙。每天清晨鍛鍊身體不僅會讓妳的骨骼強健，而且還會讓妳一天精力充沛。

此外，還有一個相關晨間鍛鍊的小故事。古人為什麼把巳時和蛇關聯到一起呢？據說這個時間裡蛇不會去傷人，也不會在路上遊蕩，而是隱身在草叢之中。古人認為蛇就是很大的蚯蚓，有鑽土的能力。脾在五行中，只有土得以疏鬆，植物才會生長茂盛。所以這個時候是運動的最佳時間。

中國哲學中有一個「借力」的理論，也就是人的發展也應該順應自然的規律，才能獲得成功。養生同理。巳時鍛鍊就是利用最佳的時辰鍛鍊身體。鍛鍊方式的種類有很多，那麼哪種鍛鍊方式是最好的呢？大家可以試驗一下「腳趾運動抓地」的動作。妳不要輕視我們的腳趾，它們是我們身體上諸多經脈的必經之地。脾經經過腳的大趾，胃經到腳的二三趾。胃與脾相互照應，它們就是搭檔，一損俱損，一榮俱榮。脾胃健壯的人士腳趾站得非常牢固。我們可以透過對腳趾的鍛鍊，得到健胃護脾的療效。做「腳趾抓地」這個動作的時候，小腿盡量用力，然後將力量傳輸到十個腳趾上面，讓腳趾與腳心貼近，就像用腳趾扣地面似的。每次放鬆五秒鐘左右，重複次數不低於六十次。這樣就可以使腳趾上的經脈得到充分的活動，從而使氣血通暢。當然，如果感覺穿鞋子做這個動作比較吃力，也可以脫下鞋子，在臥室的床上進行。盡量讓腳底部柔軟一些，以免腳部受到傷害。做完這個動作後，最好做一些緩解動作，譬如拍打腿部的肌肉。因為脾經、胃經等經絡都經過小腿，此外足三陰、足三里等有強壯功效的經絡、穴位也在腿上，刺激這些穴位也有健脾胃的功效。

現在還有一種很流行的床上健身法，妳即使不想出門，在床上也可以進行身體鍛鍊。如果妳比較熱衷這種方法，還可以利用腳趾「抓」一些東西。在床上放一些小飾品一類的物品，如硬幣、圓珠筆、鑰匙鏈等，然後用腳趾把這些東西夾起來。之後用手反覆上下活動腳趾，同時對腳趾配合揉搓的動作。不要覺得這些動作不起眼，它可以使經絡得到鍛鍊，健脾強胃的功效也會更加明顯。

只有脾經不出毛病，身體自然強健。所以年輕女性應該重視脾經的養護鍛鍊，讓自己更加年輕、漂亮。

女性健脾的不二法門

對於那些上班族的女性來講，不可能抽出太多的時間進行專門的體育鍛鍊。我們總是說脾經是身體的健康保證，那麼有沒有適合上班族女性的健脾方法？

「久坐傷肉」對於長期坐在辦公室的女性而言，整天沒有運動的時間，對脾是有很大的傷害的。但是工作壓力太大了，女性根本抽不出時間進行鍛鍊。其實，健身在任何時候都可以進行。上班族女性可以利用工作閒暇時間，將腿盤成「4」字形，然後沿著脾經會循行的位置進行敲打，同樣也會有健脾的效果。

日常生活不難發現，鍛鍊身體的絕大多數都是老年人。其實並不奇怪，大多數年輕人起床不是很晚，但時間往往都浪費在上班的路上。週末是難得的休息時間，怎麼會有心思去鍛鍊呢！再者，年輕人總是覺得自己身體好，精力充沛，缺乏鍛鍊也不是很嚴重的事情。

俗話說得好：「坐吃山空，立吃地陷。」妳有再多的錢也不夠揮霍的，也會有吃盡吃光的時候。健康也一樣。現在的女性往往為了事業而犧牲自己的健康。上班族女性運動的機會很少，因此必須加強鍛鍊。中醫常講的「久坐傷肉」，「傷肉」其實就是傷脾。生活中的女性往往是這個樣子，能坐著她絕不站著；能躺著她絕不坐著。其實並不是她們懶，而是因為脾虛的緣故，脾的運化功能非常弱，導致肌肉能量不足，總是覺得很疲憊。對於上班族女性而言，肌肉得不到鍛鍊而造成脾虛，比較常見，而且元氣也會受到很大的傷害。妳可能覺得奇怪，不運動又何談去消耗元氣呢?天天坐那裡不鍛鍊也容易造成元氣的損耗，這稱之為暗耗元氣。元氣受損，身體就開始逐漸變得虛弱起來，白天上班就會感覺萎靡不振，四肢無力。

怎樣判斷自己是否脾虛呢？這裡可以告訴妳幾個檢測的小方法，第一就是看自己的眼皮。如果平常眼睛非常大，炯炯有神，而現在眼皮卻總低垂著，沒有精神，這就是脾虛的症狀。因為中醫講脾管理眼皮，如果眼皮鬆了下來，說明脾主肌肉的能量就開始下降。不過這個問題老年人很普遍。第二就是看舌頭。如果舌頭顏色很淡，舌邊有齒痕，說明妳的脾功能也不是很正常，最好去醫院進行檢查，或者找時間調理。

女性朋友會覺得，這些症狀都會出現在自己身上，可能就是因為脾虛。可我要早起上班，哪有時間做鍛鍊呢？其實鍛鍊是很簡單的，只是女性朋友沒有找到正確的方法。教女性朋友一個養護脾胃的一個方法——「4」字腿按摩法。

那麼，「4」字腿按摩法是什麼呢？最古老的方法是「坐如鐘」，就是上身與大腿之間，大腿與小腿之間做成一個直角，挺直搖桿，膝蓋收緊，也就是說要「正襟危坐」。因為有種很傳統的椅子——太師椅。如果在這種椅子上向後仰就會滑下去。而英美人卻不習慣這樣去做，他們喜歡用一隻腳放在另外一隻腳上面，但要區別於「二郎腿」。儘管我們覺得這樣坐並不美觀，但是可以讓身體得到放鬆。另外，我們採用這種坐法可以讓脾經得到按摩。因為脾經的起點就是大腳趾內側端的隱白穴，然後沿小腿裡側的正中線運行，一直延伸到大腿內側前延，進入腹部。「4」字腿這個姿勢正好讓脾經凸顯出來，非常有利於按摩。如果女性朋友想做一次針對的治療，可以針對脾經上面的逐個穴位進行按摩。比如隱白穴有止血的功能。假如女性朋友胃部經常疼痛，可以按摩太白穴。而公孫穴有減肥的功效。當然，如果妳不想記太多的穴位名稱，或只想有健身的作用，那就按照脾經的循行路線進行拍打。拍打時拳頭中要有空氣，與皮膚接觸的位置最好是手掌骨節前端，力量不要過大，對於大腿部位的脾經進行拍打可以用一些力。兩條腿都要敲，每側敲打的時間不少於十分鐘，敲打的最佳時間就是巳時，氣血流注脾經的時期。敲打的次數應該以自身的條件而定。這樣，就算早晨沒有時間去鍛鍊，也能有養護脾胃的功效。如果在拍打的過程中覺得有一些疼痛，顯示脾經上有不暢通的地方，找到這些點進行按揉，將瘀堵的穴位理通，從而讓這條經脈暢通。

儘管這種方法很有利於身體的健康，但是妳也不應該因此而坐太長的時間。這畢竟是沒有辦法的一個辦法，是對缺少運動的補救方法。就好像不能將人參當飯吃的道理。另外，為了在坐的時候盡量減輕對肌肉的傷害，對座椅也有一定的要求。坐椅的材質最好是硬木，坐姿應該保持姿態端正，只坐在椅子前端的三分之一就可以了，否則就會壓迫身上的肌肉。對於身材偏瘦的女士來講，可以在椅子上放上薄一些的海綿，以減少對血管的壓迫，可以有保護肌肉的作用。健身不能停留在口頭上，而應該形成一種習慣。女性朋友經常學一些好的健身方法，可以讓自己活得更健康。

不可忽視的「口水」

妳是否有時候會不知不覺的有口水流下來呢？妳可千萬不要忽視這個很小的現象，這可能就是妳的脾給妳發出了「危險訊號」。從中醫的角度講，涎為脾之液，脾氣如果很虛，口唇就容易鬆弛，口水也就在無意間流了下來。現在最應該做的事情就是補脾，多吃一些在土裡長出的食物，就會有很好的健脾功效。

大家可能會經歷過這樣的遭遇，在小的時候愛流口水。父母就會替孩子做一個特製的小圍巾，就可以防止孩子流口水弄髒衣服了。小兒流口水非常正常，特別是一到兩歲的嬰兒，此時的孩子唾液腺沒有發育完全，吞嚥能力又很差，口腔也比較淺，就會有唾液過多的情況，口水自然會流下來。但是年齡一點一點的在增加，這種情況就會慢慢消失，所以父母沒有必要為此事而焦慮。但是，如果是成年人還在流口水，那就是一件很令人煩惱的事情了。有些人一覺醒來就發現枕巾都溼了，還有一些身體比較差的老年人，睡醒覺或者是說話的時候就會有口水流出，這很可能就是身體在向人發出求救訊號。

人流口水的原因是什麼呢？想要明白這一點，就需要了解一下口水的定義。妳可能覺得這個問題很簡單，口水不就是我們說的唾液嗎？這個問題就是一個常識！但是在這裡不得不糾正一下，這個觀點很錯誤。唾液由兩種物質組成，一種是唾，一種是液。唾就是經常提到的唾沫，有個詞語叫做「唾棄」，就是在地上吐吐沫來表示不滿。可見，唾是人吐出來的。液也可以稱之為涎。與唾沫不同，它是人體內分泌出來的，這才是我們總說的「口水」。

以中醫的「五臟化液」理論為基礎，「心為汗，肺為涕，肝為淚，脾為涎，腎為唾」。唾和液是兩種不同的液體，分別出自腎和脾。我們在前面提到的「赤龍絞海」裡面所說的「吞津法」指的是唾。如果有個人總是在不停流口水，妳不能說他腎裡有毛病，因為它的主要原因不在腎裡，而在脾，脾分泌出的液體稱之為涎，也就是我們常說的口水。正常情況下，涎液只在嘴裡面運動，不會流出口外，因為口水被唇這樣的大門擋住了。脾經主管肌肉，而其發源地就在口中，如果脾經出了狀況，唇上就會顯現出病症。脾氣如果很虛弱，肌肉就會缺乏彈性、漸漸鬆弛，睡著以後嘴唇就會漸漸張開，此時的口水也會很自然流下來。所以如果妳經常不自覺的或是睡覺的時候流口水的話，那就應該到醫院去檢查一下自身的脾臟功能。脾臟功能虛弱或者是不正常的時候才會有流口水的現象，而且在唇上也會有表現。《素問．五臟生成篇》認為：「脾之合，肉也；其榮，唇也。」嘴唇可以說是脾臟健康的晴雨表。如果一個人嘴唇看上去非常有光澤，也就顯示脾胃功能很健康。如果嘴唇乾燥且脫皮沒有光澤，口腔裡常有異味，就說明脾胃出現了問題。

既然知道了流口水的原因，那怎樣才能治療呢？對於只是偶爾有流口水的現象的人，大多數都是因為飲食上有一些毛病。比如在一個時期內總是吃油膩的食物，就會出現脾熱的狀況，就會口腔分泌出很多的口水，同時就會不自覺的流出來。對於這種情況，只要將飲食合理調整，少吃辛辣食物，就會很快的調整過來。對於經常有流口水現象的人，就需要對我們的脾進行關照了。妳可能會說，那好，我多吃一些有營養的東西就可以了。且慢，您先別忙著養身體，不結合自身的情況亂吃一頓，很可能讓妳「虛不受補」，讓妳花了不少冤枉錢。

從中醫的角度看，藥補的作用不如食補，唐代藥王孫思邈在《千金方》裡面就說過：「凡欲治療，先以食療，既食療不越，後乃用藥爾。」又有過「安身之本，必資於食；救疾之速，必憑於藥」之說。可見，藥品只應該在情況緊急下使用，對於一般的保健來講，食療才是最好的選擇。那麼脾虛的人應該吃一些什麼呢？補脾氣的食物雖然很多，但妳只需要記住一個原則就可以了，那就是多吃一些長在土裡的食物。因為脾在五行當中屬土，生長在土裡的東西，如山藥、土豆、紅薯等可以呼應脾土之氣的食物，所以可有很好的健脾胃的功效。妳可以根據自己的喜好進行製作，煮粥做菜都可以。

此外，還可以教大家一個補脾胃的方法，那就是在嘴裡活動一下我們的舌頭。中醫理論認為：「舌為心之苗，脾之外候。」經常做一些舌頭運動，會有很好的健齒強脾的效果。方法如下。

活動一下舌頭

伸縮運動：靜坐之後除去雜念，眼睛微閉。嘴唇應該微微張開，將舌頭伸直，保持約五秒鐘的時間以後放回。反覆運動約三十六次。

蛇吐芯：雙唇微微張開，將舌頭伸到最直，在口腔以內來回擺動，就像白蛇吐芯一樣。次數同樣不超過三十六次。

做完以上兩個動作之後，舌下就會分泌出很多的津液，這時就可以採用叫做吞津的方法，將唾液有規律的嚥下去，會有很好的固腎強精的功效。這套舌頭操很簡單，在平常的時候就可以操作，十分簡單易學。當然，如果妳想收獲最好的效果，鍛鍊的時間應該選擇在最佳的時間。這個時候便是氣血灌注脾經的時候，這樣會讓效果非常的明顯。

我們身體的器官是很靈敏的，一旦我們出現問題就會向我們發出求救訊號。但是我們應該知道它發出訊號的含義，並根據它的含義做出相應的反應。養生，就應該從自己的身體認知開始！

足太陰脾經——女性最應該關心的脾經

足太陰脾經應該是女性朋友應該注意的一條經脈，在所有經脈中，它有很好的減肥功能，而且對於那些肥胖的女性來講，是一個不花錢就可以買到的「減肥藥」。這條經脈可以有效的調節內分泌，改善人體的微循環。所以，女性朋友如果出現，渾身乏力，腹脹或只是腹瀉、肥胖等症狀的時候，就可以透過對這條經脈的按摩來增強免疫力。

在《靈樞．經脈》一書中記載：「脾足太陰之脈，起於大指之端，循指內側白肉際，過核骨後，上內踝前廉，上踹內，循脛骨後，交出厥陰之前，上膝股內前廉，入腹，屬脾，絡胃，上膈，挾咽，連舌本，散舌下。其支者，復從胃別上膈，注心中。」

足太陰脾經：起始的端點為足大趾內側端的穴位，就是隱白穴，沿著腳底內側紅白肉際向上運行，經過核骨小頭後，也就是我們說的第一蹠骨小頭，上行到腳踝內側前端，到小腿內側，在脛骨內側向上運行，內踝以上的二十四公分左右的位置，交出足厥陰肝經之前，經過膝蓋骨，沿著大腿內側前沿，通入臟腑，最後入肺，與胃相連。通上過橫隔膜，順食管側運行，連接舌頭根部，散布在舌下。它還有一個支脈，從胃分出來，通上過膈肌，注入心臟，與手少陰心經相連。

這條經脈在出現表動的時候，一般的症狀就有舌頭根部很強直、吃飯則吐、胃脘疼痛、腹內脹氣、胸悶噯氣。在排便以後就會感到脘腹很通暢，就像是大病初癒。此外，還會出現全身有一種非常沉重的感覺。

怎樣知道知道脾經是否正常運行

在《素問．五臟生成篇》記載中記載：「脾之合，肉也；其榮，唇也。」也就是說，口唇是否有光澤，實際上也就是看看脾臟功能是否正常運行。脾的功能好，也就說明消化功能正常，血中含有的營養豐富，嘴唇紅潤。唇白顯示的跡象說明氣血不充足；唇暗、唇紫顯示寒氣進入脾經。

在足太陰脾經上共有穴位二十一個。其中上肢內側有十一個穴位，在側胸腹部有十個穴位。第一個穴位是隱白穴，最後一個穴位是大包穴。其中公孫、太白、隱白、商丘、三陰交、地機、陰陵泉、衝門、血海都是在日常養生保健中可以用到的穴位。脾經穴位可以有效的治療婦科病，所以女性朋友不能小看這個經脈。

三陰交——調理三經，婦科重穴。

三陰交穴是腎、脾、肝三條經脈交會的穴位，它位於脛骨後緣的位置，內踝尖上九公分。經常對三陰交穴進行按摩，可以對痛經、月經不調、白帶增多、盆腔炎、崩漏、腹痛、消化不良、腹瀉、神經衰弱等病有很好的防治作用。但需要注意的是，古人經常用這個穴位墮胎的，因此孕婦不可對這個穴位進行按摩。

隱白——疏血調經，補肝健脾。

隱白穴的位置是在腳掌的大腳趾內側，距腳指甲約一公分左右。對於月經提前有治療作用，在女性月經來臨時，尿血，崩漏，便血還有防止作用。

除了三陰交穴和隱白穴外，脾經上的衝門穴也有很好的健脾作用，調經止帶的功效；血海穴也對月經不調有治療作用，陰陵泉有效消腫利水，祛溼化痰，還有很好的減肥的效果……可以說，女性朋友應該特別關心這條脾經。

有位中醫醫生曾經接待過一位婦科病患者，她自己說的病狀是月經量多，而且速度很快，已經這樣持續了很久，還沒有停止的跡象，最近小腹部有時候緊繃並帶有空腹感。醫生診斷結論是血崩，是脾經裡面有了問題。於是醫生讓她艾灸隱白穴。這是因為血崩的主要因素是衝、任兩個經脈不穩固，內分泌失調所致。因此，在治療上應該首先做到健脾、護肝、固腎，調養衝任兩脈，最主要的就是健脾，透過艾灸的治療方法，效果非常良好。後來，醫生還叮囑了艾灸的方法，囑咐她先對一側進行艾灸，然後再灸另一側，每日可以進行灸三四次，等血崩現象消失以後還可以繼續灸一兩天。

艾灸的方法為：將艾條的一頭點燃後，離一側的隱白穴約一點五公分的地方，這樣持續約二十分鐘左右，發現隱白穴周圍的膚色發紅後就可以停止了。這個方法可以治療因月經失調而引起的諸多症狀，比如說失眠，躁亂，皮膚粗糙、痤瘡等。

陳小姐今年二十五歲，可以說是正是精神狀態最佳的時期，可是這幾年不知道為什麼，體重逐漸增加，而且時常乏力、氣短、腹瀉、腹瀉、容易出汗、怕出汗。為了盡快讓自己的體重恢復，有的時候一整天不吃飯，但是卻沒看見成效。在公司，看到別的同事身材苗條，但是自己卻無法炫耀自己的青春，只有透過努力工作，以求心理平衡。現在陳小姐很苦惱，不知如何是好。

其實肥胖的主要原因不是吃得太多，而是因為排出的量過少，肥胖其實是一種人體失調的狀態，大多數是因為脾、腎兩個器官的元氣不足或者是情緒波動較大，出現內分泌功能紊亂。根據陳小姐的情況，她屬於典型的腎陽虛肥胖型。主要的原因就是體內的元氣不足，血液流動速度緩慢，新陳代謝功能弱，最終導致肥胖。在治療上，就要多注意補充元氣、補充氣血，透過健脾健腎的方法，減輕體重。

人的身體上有四個穴位可以經常按摩的，可以調節體內氣血，達到減肥的作用。它們分別是足三里穴（膝蓋外側九公分、脛骨外側兩公分處）、關元穴（腹部肚臍下方約五公分處）、三陰交穴（下肢內踝上九公分、脛骨後緣處）、氣海穴（肚臍下方約九公分處）。按摩應該重在堅持，還應該調節飲食，加強自身的體育鍛鍊。

第七章　午時

——正確養心，妳就是下一個「不老娃」

磨刀不誤砍柴工，甜美小憩讓女人心態平和

關於古代的計算時間的名稱，我們最為熟悉的就是子時和午時，比如古代的子午功、子午湯等，但是因為子時是夜晚的正中，我們還是處於睡眠階段，所以相對來說，我們對「如日中天」的午時還是更為了解。午時，就是太陽走到天空正中當午的時候，也可以稱作日正、日中、中午等。

午時可以說是一天內最重要的一個時期，因為在這個時期人們要從事兩個生命活動，那就是吃午飯和睡午覺。飲食可以滋養人的身體，睡眠可以滋養人的精神，體格與精神都沒問題，那才會身強體健，百病不侵。同時，睡午覺和吃午飯也是為了下午的工作學習做準備，養精蓄銳。怎樣將這兩件事情做好，是關係到我們身體健康，無病無災的大事。

午時，陰氣漸漸生長而陽氣慢慢消退，午睡以後，過旺的心火開始消退。

在《黃帝內經》中記載：「陽氣盡則臥，陰氣盡則寤。」陰陽交替的時候是養生的重要時刻，這個時候最好的養生方法就是一個人靜下心來休息一會，讓身體自己進行調節，讓臟腑相互協調，漸漸讓元氣恢復！

西方的一些科學家透過研究發現，人在一天之中有兩個最佳的睡眠高峰時期，一個

是在夜裡一點多左右，一個是在下午一點左右。只有我們順從「生理時鐘」的這種規律，人的一天才會精力充沛，神清氣爽。但是午睡的時間不可以太長，一般在十五分鐘到一個小時以內最佳。專家們研究發現，如果每天都堅持午睡三十分鐘左右，就可以使冠心病的發病率降低百分之三十左右，這種現象在老年時期就會非常明顯。

有一定中醫學知識的朋友一定不會陌生，西方的科學家的結論與我們的理論不謀而合。西方科學家所講的「生理時鐘」其實就是我們中醫脈絡的氣血運行理論，這兩個睡眠的最佳時期就是我們說的子午覺——晚上十一點到凌晨一點和中午的十一點到下午一點。

當然，在這兩個時間進行休息是有講究的。夜晚屬陰，而夜晚子時的時候陰氣是最旺盛的，陽氣就像是在春天剛萌發的幼苗，所以晚上要「大睡」；而白天的屬性為陽氣，午時是陽氣最旺盛的，陰氣開始萌發，「小憩」也就可以了。這就是中醫經常講到的「子夜睡大覺，午時睡小覺」。在《黃帝內經》中記載「陽氣盡則臥，陰氣盡則寤」，其中「臥」就是需要連續的大睡，「寤」指的是小憩，最短不能少於十五分鐘，最長不可超過一小時，在這個時間段內是最好的。

為什麼睡午覺對冠心病有預防作用呢？這還需要從氣血上面講。我們身體裡的氣血就像是環島上的公車一樣，運行的時候是循環的，在環道上循環進行，不同的時間就會經過不同的路徑。在午時最旺盛的氣血會流入心臟所屬的心經之中，這個時候正是心經「值班」，心經裡的氣血也是最旺盛的。而心經是改善血液循環和心臟功能的多面手。冠心病就是因為心血管與心臟的問題，如果我們身體的心血管和心臟功能良好，非常健康，那麼多發的冠心病自然復發的機率就減少了。

中醫一直奉行著「天人相應、天人合一、法於陰陽、道法自然」的理念，意思是指人們要根據自然環境規律的變化，以「順其自然」。而晚上的子時和白天的午時都是陰陽交替的轉換點，是「合陰」「合陽」，陰陽交會、水火交泰的時候，人體就應該利用這個切合點進行轉換，讓身體順應天時自然的變化。所以古人將睡「子午覺」稱之為「盜天地之生機」，這是一種非常高超的養生智慧。

利用午時解決心臟的問題絕對是最佳的時機，千萬不要錯失良機。心屬火，陽中之陽，所以一般的常見病症口腔潰瘍、躁亂不安、失眠健忘等都是因為心火過旺而引起的。對於經常有這些症狀的人群來講，最有效最簡單的治療方法就是午睡。每天中午堅持睡上三十分鐘左右，心火就會慢慢退去。同時「動生陽，靜生陰」，午時也是陰氣漸漸生發的時候，就像是剛出生的嬰兒似的，要小心對待，所以睡午覺也是一種非常養陰的做法。因此，午睡既可以滋養陰氣還可以滋養血氣，陰血充沛，心火血熱自然就會無影無蹤。

因為隨著生活節奏的日益加快，睡午覺也成為了現代人的一種「奢侈品」。磨刀不誤砍柴工，希望女性朋友可以抽出一些時間進行午休，尤其是夏天，只需要靜臥或是靜坐十幾分鐘的時間，對身體健康以及下午的學習和工作是非常有幫助的。因為心屬火，夏季也比較燥熱，暑氣一旦進入人體內，兩種熱氣結合在一起，心火過盛，就會出很多的病症。

同時，汗為心之液，而發於血，我們平常經常聽到「血汗」這個詞。每到夏季，由於天氣非常的熱，身體散熱的時候就會產生大量汗液。但如果流汗的量過多，就會傷害到陰氣，傷血，就會有火旺血燥的症狀。所以就應該午睡讓身體靜養一下，減少活動，以防止排汗量過多，有利於養血斂汗，從而有靜心、養陰、平火的功效。《攝生消息論》上是這樣記載的：「夏季更宜調息淨心，常如冰雪在心，炎熱亦於吾心少減，不可以熱為熱，更生熱矣。」所以中醫養生理論講究順應四時，夏季養生最為關鍵的就是養心、養神、降暑、防「火」。

其實我們的身體是很靈敏的，每到夏季的時候，很多沒有午睡習慣的人，它也會提醒身體一下，或者是強迫身體休息一下。可以回想一下夏天的中午，再忙的人也會有睏倦的感覺，多少人必須要睡上一段時間。

心病還須心藥醫，心靜自然涼，假如女性朋友可以安心的靜下來，火自然也就消失了，外界的暑氣也不會對身體造成什麼影響。正所謂：「若人欲了知，三世一切佛，應觀法界性，一切唯心造。」很多事情都是因心而生，我們的一切想法、意念和行動都發自內心當中，沒有什麼很好的補心辦法，我們只能進行調養。而午睡就是最簡單最直接的養心方式，心養好了，讓女性朋友不僅睡了一個好覺，而從此減少了很多的煩惱。

午睡也要講究科學，以免事與願違

睡子午覺的目的都是讓人的身體得到休息，但「子覺」與「午覺」有很大的區別，子時應該是酣睡的時刻，進入一種「深度睡眠」的狀態，而午時只需要「小憩」一會兒就可以了。千萬不要覺得小憩是很簡單的事情，它的的作用非常大，它同子時睡覺有著相同的作用，否則的話，「子午覺」不可能如此的盛行。

快到連續假期了，王先生陪老婆孩子出去玩，看到街邊一家小店上立了一塊大牌子，上面寫著「小憩咖啡館」。近幾年這種「咖啡館」類的服務性行業越來越多，「小憩咖啡館」？這有什麼新奇的呢？看著王先生的臉上全是疑惑，兒子看了看說：「爸爸，落伍了吧？『小憩咖啡館』就是給那些在附近的上班族休息的場所！」

王先生不禁啞然失笑，現在做生意的真是花樣百出，服務真是面面俱到啊！倒也是，經過上午的緊張工作，中午可以找到一個舒適安心的地方休息，喝杯茶，小憩一會兒，對職場人士來講何嘗不是一種享受放鬆呢？但是大多數人未必有這種閒情逸致，最多能在家裡或辦公室的椅子上休息一會兒就不錯了。

其實，午睡的形式不是很重要，最重要的是能否讓身心得到休息。無論是在床上在沙發上休息，還是靠在椅子上，只要可以靜下心來，養養心神，就可以達到補養身心的作用。當然了，細節有的時候也決定問題的成敗，有些小問題還需要注意，否則「千里江堤，毀於蟻穴」。下面就講一些關於午休的問題：

首先，也是特別需要注意的，就是時間，午睡的時間。這裡的時間有兩層含義，第一是午睡什麼時候最恰當；第二是睡多長時間最好。什麼時間睡覺很容易回答，自然是在午時睡覺，也就是在中午十一點到下午一點之間，最好應該先睡午覺再吃飯。

至於睡眠的時間長短，這就應該根據個人的實際情況和感覺來決定，一般的時間為十五分鐘到一個小時。假如是退休在家的老人，那就可以多睡一會兒，睡一個小時左右，但也不可睡的時間太長，以免搞亂自己的生理時鐘；如果工作時間比較緊張，則小憩十五分鐘到三十分鐘就可以了，哪怕只是趴著十分鐘就比不睡強很多。如果是時間很充足的情況下，睡覺時間的長短就可以根據自身的情況來定了，如果女性朋友覺得多睡一會兒有助於下午的工作，那就可以多睡一會兒；但是有的人不適合，睡的時間越長反而頭腦越來越迷糊，好像總是轉不過來了，那睡覺之前就應該定好鬧鐘，防止睡過頭了，以免把我們自己的生理時鐘打亂。

在不同的季節裡面，午睡的講究也是不同的，特別是睡覺時間的長短就有很大的區別。中醫養生講究依據四時而變，其實睡午覺的時候也應該根據四季的變化而改變。俗話說「春困秋乏夏打盹」春天裡有「春困」，夏天需要靜心、養心，秋初有「秋乏」，而且在這個時期裡天氣漸漸開始變熱，白天時間長，晚上睡覺的時間就變得越來越短，所以白天睡午覺的時候就應該睡足，尤其是夏天，睡得時間可以延長一些。而深秋和冬季白天比較短，夜晚睡眠的時間就比較長，午覺的時間就可以相對短一些，或者是「閉目養神」，也可以達到很好的效果。

其次，對於怎樣睡午覺才能可以讓身體得到放鬆，這也是根據人自身的條件而決定。如果在家裡睡午覺，或者是條件允許的情況下，當然是在床上或者是在沙發上睡覺是最好的，特別是上了年紀的人，最好躺著睡。但冬天的時候就不一定了，冬天夜晚的時間比較長，晚上可以早入睡，早晨可以晚起一點，中午就不用睡午覺了，靠在椅子上休息一會就可以了，養養心神就可以了。

對於那些在外面上班的人來說，中午大多數的時候就在椅子上休息一會，要麼就趴在桌子上。儘管如此，建議您還是靠著睡，有沙發的就靠在沙發上，沒沙發的就靠在椅子上，身體應該放平，頭部靠穩，最好用衣服放在身上，防止著涼。特別是夏天，在辦公室內不應該對著冷氣的風口睡，冷氣的溫度盡量不要太低，或者把冷氣關上。

特別需要大家注意的是，睡覺的時候應該把肚子保護好，不管是大人還是小孩，天氣再熱也應該把肚子捂好。因為夏天不得病，人的身體也比較虛弱，人體的陽氣在外面，體內比較虛弱，就好像是「空城計」，如果保護不妥當，外寒如果乘虛而入，那肚子就會出問題。

另外一種「睡」午覺方式，假如妳中午休息的時間比較短、環境很差根本就沒有辦法睡覺，那也可以靜坐一下，也就是「閉目養神」。「養神」就是養精神，心中藏神。但是想要真正實現「閉目養神」，妳必須要自己身體完全放鬆，停止思考，把意念集中在丹田或百匯穴上，這樣靜坐十分鐘就可以，才能達到提神醒腦的作用。

最後需要大家注意的，如果是吃完午飯以後再睡覺，吃午飯的時候盡量不要吃有刺激性的食物，如酒、很辛辣的食物、冰涼的飲料等，也不要喝一些具有提神功能的茶水或是咖啡。因為這些東西就像是一把打馬的鞭子，把這些食物吃下去以後就會讓氣血在體內飛速的運行，這樣人就會更精神，自然更睡不著覺了，就不要說是閉目養神了。並且，吃完午飯以後就應該去散步、溜達一下，再睡午覺或是靜坐。假如妳吃完飯以後就躺下，很多食物停留在胃部，就好像是汽車出現了故障，不利消化。還有一點就是剛睡醒以後不可以做劇烈的運動，就好像是早晨起床了，應該緩和幾分鐘，讓意識和身體的氣血先緩和一下再活動。

其實，睡午覺就相當於給人體充電的一個過程，因為身體的營養不光是由食物提供，還有心神補充。

現在我們手機沒電的時候就充電；肚子裡「墨水」很少就應該加強知識學習，給自己「充電」。假如我們的身體虛耗呢？它每天都在為我們辛勤勞動，我們是否應該給身體「充電」呢？健康不是可以讓我們無限的透支，也是需要我們定期補充能量的，而且它比較容易滿足，只要我們每天為它補充一點能量，它就會為我們付出辛勤的勞動，讓我們活得更加精彩！

哦！原來告別「苦」女人是有訣竅的！

不知道女性朋友是否有這樣的情況，總是「叫苦連天」，嘴裡總是有一種苦的感覺。我們可能聽說嘴巴苦，就吃苦瓜。這到底是什麼原因呢？

在我們看來，嘴巴苦，吃苦瓜，就覺得好像是「以毒攻毒」，其實不是我們想像的那麼簡單，而是「治病求本」因為雖然嘴巴裡面很苦，但起因和我們的心臟有很大的關係。

陳小姐是一個上班族，每年一到夏天就開始感覺嘴裡苦，口渴想喝水，但是沒有食慾，還總是覺得渾身沒勁，整個人的精神狀態很差。這就是我們常說「苦夏」。到醫院一檢查，中醫師告訴她一個方法，她夏天的時候可以喝一些苦瓜排骨湯。

陳小姐喝了這個湯以後非常有效，大約半個月喝一次，就能夠讓自己在這個半月身體無恙，苦瓜排骨湯就是這個夏天最好的福音。

為什麼夏天稱之為「苦夏」呢？

我們總覺得這是體質的原因，這當然沒錯，但是最重要的原因就是心臟中。通常來說，覺得嘴裡面發苦有兩種原因，一種是膽的原因，《黃帝內經》中記載：「膽液泄，則口苦。」另一種就是心火太旺盛，常常還覺得口中發苦、沒有食慾、舌尖發紅、嘴裡長口瘡。但這些都是表面的現象，如果妳不去調理治療，長期拖著，就可能產生更多毛病。

可是，嘴巴和心臟似乎沒什麼關係，心火重為什麼是嘴裡發苦？

在《黃帝內經》中記載：「心主血脈，開竅於舌，心氣通於舌下。」可見心與嘴巴、舌頭的經是連著的。這就好像是電腦的主機與顯示器相連，中間的資料出了故障。所以心上出現了問題，就會從舌頭裡面表現出來，舌頭就相當於心臟的一個「顯示器」，一個狀態窗口。比如舌尖發紅，嘴裡發苦，顯示心火很重；而舌頭和嘴唇沒有血色，嘴裡沒味道，那就說明心臟氣血不足。

兵來將擋，水來土掩。假若心火過旺，我們就應該採取必要的滅火措施。怎樣才能降心火呢？苦瓜排骨湯就是一個降心火做好的選擇。

這種湯類所有的人都會做，我們不妨了解一下這道湯。

苦瓜是一種很常見的蔬菜，很多人之所以對苦瓜青睞有加，就是因為它有很好的降火清心作用。臺灣在南方，南方屬火，一年四季陽氣都在不斷生發，而夏季也屬於火，所以南方到夏天以後會感覺非常的熱，生發的量很驚人。我們總說一方水土養一方人，其實一方的食物也是滋養一方人的，不同的地方就會有不同的飲食習慣和特點，這與當地的氣候有很大的關聯。苦瓜是解毒清熱的最佳選擇，其性寒而味苦，入心經、脾經、胃經，在《黃帝內經》中記載「苦入心」、「辛開苦降」，所以在南方苦瓜成為了經常食用的蔬菜，就能涼血清心，緩解心火。其實不管是在南方還是北方，心火很旺盛的時候就應該吃一些苦瓜，最好用苦瓜來煲湯，調降心火，滋養心脈，絕對是最好的選擇。

至於黃豆與豬肉，屬性都很平（豬肉偏寒），能有很好的平和補氣作用，不僅可以補益氣血，而且各類人群都很適合；而放幾片生薑就可以緩解苦瓜的寒味與豬肉的寒性，以免降火的度太大，過猶不及。在傳統養生的理念中，湯水是最滋養人的身體的，它的營養價值要高於原食材的營養價值，有些地區的人盛行煲湯，它都是將殘渣去掉以後才去喝湯的。有些朋友不是很理解，為什麼要把殘渣扔掉呢？其實已經把最精華的留了下來。所以我們把苦瓜、排骨、黃豆、生薑，這幾種很簡單的食材進行搭配，那就不是不起眼的食物了，它既可以溫和的調降心火，而且味道很鮮美，老少皆宜，真是一道非常美味營養的湯品。

而《黃帝內經》中記載：「南方生熱，熱生火，火生苦，苦生心。」所以中醫在夏季很注意對心臟的養護，在夏天最重要的就是養心。因為夏天屬火，人的心臟在五行之中也是屬火的，這樣，暑氣非常大的時候就會有心火蔓延的症狀，而嘴巴裡發苦就是心火過重的一種表現，但這種現象很難引起別人的重視；包括很多人都會得口腔潰瘍、口舌生瘡，都與心火旺盛有很大的關係，而臺灣人因為本身屬火，自然心火旺盛的毛病更多。不過因為當今社會壓力很大以及辛辣飲食風氣的盛行，無論南方還北方，心火過旺也成為了很普遍的一個現象。

因為心在五行中屬火，是陽中之陽，而在我們吃的火鍋之中，以及像花椒、辣椒、蔥薑蒜這些調料都是溫熱性質的，如果經常吃很多這樣的物質，人的內臟就會產生內熱，熱多了就轉化成為火氣，這些火對心造成了影響，也就相當於在火上澆油。

為什麼情緒緊張和壓力大也會導致心火上升呢？在《黃帝內經》中記載：「心藏神，主神志。」假如妳的心理壓力很大、情緒不穩定不也是一種過度的思考活動行為嗎？這樣的情況假如時間一長就會陰血虛耗，心中的血氣就會虛，心血一虛，體內的陰陽就失調，心火一旺自然就會產生各種病症。

但是不管是因為什麼而引起的心火上升，我們都可以利用「苦瓜排骨湯」來進行調節，讓它重新平和陰陽、降心火。

可以將苦瓜排骨湯比喻成「滅火器」，其實並不是利用它真正的把火滅掉，而是透過這道湯將體內的火變小，一直到符合人體正常的標準。就像我們在炒菜的時候是一樣的，就應該把瓦斯爐的火調到最佳的程度，火太了就麻煩了，很難控制味道也容易炒焦；火如果是小了，炒不好而且菜不熟。心是屬火的，心火如果很虛弱，那就會氣血瘀阻、手腳冰涼，但是心火過旺的話，體質就會變得燥熱。

不大不小，恰到好處，身體是這樣的，心臟是這樣，所有的事情都應該是這樣的，這其實飽含了我們的傳統智慧，是陰陽平衡、中庸之道、不急不緩的「無為」思想。女性朋友為了不再「叫苦連天」，不如學一學這道苦瓜排骨湯吧，既清熱去火，還能滋補養生，為什麼不試試呢？

姐妹們吃午飯的最佳時間

大家在吃午飯的時候可能沒有想過，吃午飯也是講究時間的。選擇正確的進食時間，不但不會影響胃部的不適，而且還能促進營養吸收。那麼，什麼樣的時間是吃午飯的最佳時間呢？就是在十二點三十分的時候，這個時候正直午未交替的時刻。

在午時這個階段，人們都要去做兩件必不可少的關於生命健康的大事，一個是吃飯，一個是睡覺，誰在前，誰在後，這是一個非常重要的問題。順序如果更改，那麼效果就完全不同了。其實這二者的關係不是我們經常說的那樣，說吃飯後睡覺，而是應該先休息，然後再吃飯。

我們絕大多數人都是先吃飯後睡午覺，其實最合理的睡覺時間是在吃午飯以前，也就是說，我們最好睡完午覺以後再去吃飯。在什麼時間吃飯呢？十二點三十分是最恰當的。

當然對於那些上班族女性來講，做到這一點是非常難的，但如果有這個條件，希望大家都可以這樣去做。比如退休在家的老年人，或是自由職業者，中午午休的時間比較長或是有充足自由時間的人，其實都可以這樣去做，只要把以前的生活習慣進行調整一下就可以了。假如妳用餐的時間是在十二點三十分，十一點三十分到十二點三十分這個期間，妳就可以適當的休息一下了；而即使是上班的上班族，到十一點三十分，最晚到十二點也應該進入到中午休息的時間，妳就先小憩一會兒，再去吃飯。

我們提倡先睡覺後吃飯，這樣做對我們的身體有什麼好處呢？答案是肯定的，並且在很多方面都是有好處的。

首先，人在早晨起床以後，體內的陽氣一直處於非常旺盛的一個階段，氣血處於非常旺盛的一個時期。到中午十一點左右，就是我們常說的午時，陽氣到達一定程度就開始往下走，而陰氣開始萌發，陰陽相交，再加上一上午的工作與運動，人就會開始有疲倦的感覺，這其實就相當於我們的身體在提醒我們，這個時候就應該正常休息了，來培養剛剛萌發的陰氣，以保證陰陽交替的正常運行，達到陰陽平衡的最佳狀態。「陰平陽祕，精神乃治。」陰陽之氣在體內達到平衡，人的整個精神狀態就調整到了最佳的狀態。其實，我們對各種養生方法的認知，最為關鍵的目的就是平衡體內的氣血以及陰陽的平衡。

我們從飲食與睡眠的關係上來說，吃完飯以後就休息是非常不科學的。不論是白天還晚上，吃完飯以後馬上就睡對我們的消化系統有很大的影響，非常容易造成消化管道的堵塞，食物還沒有完全消化，妳就躺在了床上，食物就停留在了消化管道上，很多脾胃病、肥胖病症都因為這樣而引發的，最嚴重的還會出現食物倒流的現象。相反，假如睡完午覺以後再去吃食物，吃完以後在進行簡單的休息調整，這樣就避免了那些安全隱患。我們很少聽說因為不吃早飯而罹患脾胃病或肥胖症的吧？道理都是相通的。

午睡後吃飯不僅可以預防多種疾病，而且對消化吸收有很好的幫助。我們知道，午時是心經「值班」的時候，這個時間裡心經的血脈是最為暢通的，到下午一點以後小腸經開始接替心經「值班」，下午的一點鐘到三點鐘是小腸經「當職」，這個時候小腸經的氣血是最旺盛的，小腸此時的功能是最強的。而小腸的主要工作是什麼呢，不就是進行對食物的消化吸收，對臟器的清濁分辨嗎？假如妳在十二點半睡完午覺以後再去吃飯，到一點鐘的時候，食物透過脾胃的初步處理，到達小腸的位置，而此時小腸的氣血是最旺盛的，狀態最好，工作的效率當然也是最佳的。小腸可以完成工作，吸收的營養自然是最充足的，該吸收的都能吸收，該排除的都會排除，妳就不會罹患一些因為消化吸收的問題而引起的病症，而其他臟腑工作起來也會非常輕鬆，五臟六腑自然就進入到一個非常健康的狀態。

有的女性朋友就會有這樣的疑問，吃完午飯以後還有睏倦的感覺怎麼辦，人吃完飯以後就會想入睡？的確，人在吃晚飯後氣血就會分配到脾胃上運行，非常容易感覺睏。可是我們吃完早餐以後為什麼不會感到睏倦呢？這到底有什麼祕密呢？因為經過一個晚上的睡眠，我們的臟腑器官已經得到了很好的調養和休息，功能處於一個很好的狀態，全身的氣血都很旺盛，即使分散一些氣血去照顧脾胃，也不會影響到我們身體上的其他器官的運行，臟腑器官可以順利工作，不會出現任何狀況，自然就沒有睏倦感。

而在十一點以後，人體經過一上午的工作，本來身體就非常的勞累了，並且陽氣漸漸開始消退而陰氣開始萌發，正處於一個非常難以度過的時期，如果妳沒有睡覺就去吃飯，飯後還需要調一些氣血去供應脾胃，腸胃的供應工作不但沒有做好，而心、腦的氣血供應也不是很到位，妳能覺得有些發睏呢？打個比方，假如說電器的電壓不穩，怎麼會好好工作呢？燈光就會忽明忽暗？也就是說，妳犯睏並不因為吃飯以後的問題，而最重要的就是因為氣血供應不足，假如體內的氣血旺盛的話，它完全可以很好的調理各種臟器器官的工作。

在這個時間養生主要的方法就兩種，美食和午睡（當然我們所說的美食並非是好吃的東西，而是說吃飯的時候要吃好，讓胃感覺舒服就可以了。）是否可以達到真正的養生作用，最重要的事情就是應該正確的把握時機，時機就是火候。知名的醫生為什麼可以藥到病除？有名的廚師做菜為什麼好吃？大詩人寫出的作品為什麼讓人激動不已，就是因為可以把握時機。其實，做所有的事情都是這樣的，所有的功效全部藏在時機裡面！

人過中年，養顏不如養心

對於人過中年的女性來講，養顏美容成為了一個很關心的話題，總在利用各種方法讓自己容顏不衰，青春永駐。其實從中醫的角度來看，只是單從表面進行美容護膚是遠遠不夠的。最根本的養顏方法其實是養護我們的心脈，心脈健康，自然容光煥發。

在《養性延命錄》上記載：「靜以養神，動以練形，能動能靜，可以長生。」透過鍛鍊和飲食調節我們的形體，透過靜心睡眠來調節我們的心神，這就是中醫的養生方法。只要我們身體健康、心態平和，我們的免疫力就可以抵抗多種病症的侵擾。

一年可以分出四季，一天也可以分出小的四季，不論是一年中還是一天裡，中醫都會強調在夏天必須保養心臟，這就說明心臟夏季養生的重要性，因為心臟是內臟器官的領導者，領導者的調養方法自然與眾不同，必須採取特殊對待的方法。

那養護心臟的重點在哪裡呢？就是調養精神！假如妳覺得調養精神是很遙不可及的事情，但是有這樣的現象是比較容易見到的，那麼在下午睡完覺以後就不犯睏了。

這包含什麼樣的原因呢？因為心臟中蘊藏心神，主管心志的活動，我們學習工作的時候都會用腦用心，要費精神，而睡覺以及靜坐是一種非常好的養神養心的方法，午時又正好是心經當職，是一個非常好的養血養心的時機，能有其他全時間睡覺無法達到的作用。這樣，我們中午只要小憩一會兒，就有很好的養護心神的作用，下午自然不會感覺到睏倦。睡午覺是一種非常有效的養神方法，但是還有一個比較簡單的養護心經的方法，那就是對心經進行調理。

手少陰心經是一條直接與心臟相連的經脈，是由心臟所主管的這樣一條心脈。它始發於心臟，向上運行，透過肩膀一直延著手臂，進入掌中，沿小指橈側至末端。手少陰心經可以說是改善心臟功能、調理氣血的最佳捷徑。不管是改善心臟的生理功能，還是病症變化，可以說，所有與心臟相關的問題，都可以在手少陰心經中找到方法。當然，對於我們普通人來講，不可能非常熟悉這條經絡的行走路線，但是對這條經脈上的幾個關鍵點需要了解，然後就可以融會貫通，使用起來也會非常簡便。現在就講一講心經的定神安心的功能，透過對心經的按摩來達到正確的安神靜心功能，所以就需要在心經上找到幾個比較關鍵的地方。

這些關鍵的位置都是什麼穴位呢？最重要的就是心經上的神門穴，這個穴位就好像是調節心神的一個按鈕。神門穴就在我們兩隻手的手腕部，就在腕部內側的橫紋裡——手臂呈彎曲狀時，掌面朝上，手掌小魚際靠手腕側的角上有個凸起來的圓骨，圓骨的後面再往下一些就可以摸到一根筋，這根筋與腕橫紋交點靠內的小窩就是我們說的神門穴。在按揉神門穴的時候最好不要有長指甲，最好將指甲剪掉，用另外一隻手的手指來按揉，也可以用筆帽頭或者筷子頭進行按壓。每次按揉的時間為三到五分鐘，一天兩次，兩隻手上的穴位都要進行按摩。

如果條件允許的話，最好在午睡以前對這個穴位按摩十分鐘，兩隻手都應該揉一揉，將心神安定下來以後再去睡覺。因為心神漸漸安定下來，入睡自然就會很快，睡眠品質也會很高，心神自然也會有更好的養護效果。

為什麼對神門穴進行按摩可以促進睡眠，提高午睡品質的效果呢？女性朋友可能有過這樣的經歷，就是身心非常疲憊的時候想睡覺卻很難入睡，或者是總是不斷的做夢，睡不安穩。這是因為身體太過勞累，傷到了心神，心臟主管神志的功能就不正常了，所以需要安定下來睡覺的時候卻很難安穩下來，睡眠品質也就受到了很大的影響。心主神志的功能下降不僅會導致失眠多夢，還可能引起在不同方面的影響，如健忘、躁亂煩動、反應遲鈍等。這些心神不正常的症狀就是西醫所說的神經衰弱。（因為中醫和西醫都認為心臟功能主管大腦功能，認為人的精神思考都會受到心臟的影響，由心與腦的配合下完成。）

俗話說，一把鑰匙開一把鎖。心經上的神門穴是專門管理神志的。神門，也就是心神的管理之門，氣血輸注之處。既然把這個穴位看成是一個門，該「開門」的時候必須要「開門」，該把門關上的時候就應該「關門」，如果妳心神的功能不正常，心沒有力量去管好心神，這個心神需要出去的時候出不去，該關門的時候卻關不上，精神很難固守，就會出現各種病症。那女性朋友如何才能調養好心神呢？就需要「修理門」。「門」修好了，心神氣血就可以正常出入了，所有的麻煩也就迎刃而解了，而刺激神門穴就是最好的調節心門的辦法。

手少陰心經是一條陰經，而陰經的腧穴和原穴都處在同一個穴位上，所以神門穴不但是心經的腧穴，而且也是心經的原穴。我們經常提到的腧穴，就是經絡氣血灌輸的地方，一般的腧穴都在關節附近，是一個疏通經絡效果很好的穴位，而原穴是臟器元氣的流通聚集之地，是調理臟腑氣血的最好的方法。因此我們刺激神門可以說是一舉兩得，既能夠將心脈疏通，又可以將氣血的脈絡調整好，有助於心臟正常功能的恢復。心臟的功能恢復正常了，心神也就可以正常的工作了，張弛有度，該疏通的時候疏通，該匯聚的時候匯聚。

當然，假如妳可以給神門穴配上一把鑰匙是最好不過的了。而對心包經的內關穴進行按摩（在兩手腕內側橫紋上方大約六公分的地方，約兩橫指多出一些的地方，這個穴位要比其他的穴位明顯一些。）那就可以達到最佳的效果了。內關穴是心包經上非常重要的一個穴位，而心包就是心臟外緣的一道「城牆」，也是心臟的一個防護網，假如防護網很結實，心臟自然就會省心、高枕無憂。同時，內關穴還是心包經上的絡穴，這裡所講的「絡」就是溝通聯絡的意思，它是八脈交會的穴位之一，與周身的很多穴位有著很重要的關聯，也是一個養心強身的重要穴位。把它與神門穴結合起來，先對神門進行刺激，再壓內關穴，（用手點壓這個穴位就可以，也可以用按摩棒進行點揉，每次刺激這個穴位不超過三分鐘。）強心調神的效果沒有比它更好的了。

「心乃臟之君，神是人之本。」而神又受心主導，所以養心就是在養神，養神也是為了養心。在《黃帝內經》在談及身體養生的時候談及了三句話：「虛邪賊風，避之有時；恬淡虛無，真氣從之；精神內守，病安從來。」敘述的內容就說明了調養心神的重要性，這就是中醫養生所提倡的內外兼修，重在養神。它與很多的醫學奇蹟有著很多密不可分的關係，那些身患絕症的患者反而比那些健康的人心情更加的自在，最後絕症不知不覺的好了起來非常相似，這其實說的就是精神力量有的時候就可以戰勝病魔。

養神不是很難做到的事情，主要在於心寬。生活中本來沒有什麼煩惱的事情，很多人都是自尋煩惱，平靜自己的內心，心靈才會得到澈底解放，心底無私才能天地皆寬！學會放下那些無謂的煩惱，明白捨得，才知道怎樣活著是最有意義的！

更年期女性養心飲食全攻略

每當提及到更年期，很多的女性朋友就開始陷入苦惱之中，真不希望自己處於更年期的年齡。但是，每個人都無法避免，隨著歲月的流逝，人漸漸的開始步入中年。每個人都希望自已永遠年輕，有活力，但是這完全是不可能的。我們可以做的，只有很好的養護自己的身體，不要讓自己太快的老去。

在更年期的時候，婦女的卵巢功能逐漸的開始降低，直到消失的這樣一個過程。在這個時期，婦女的身體就會逐漸的出現變化：一是卵巢功能漸漸衰退，體內的雌性激素的產生漸漸減少而造成的影響：另一方面是因為細胞老化而造成的影響。

隨之而來的更年期症狀也有兩種：一類是與內分泌相關，也是更年期的特殊症狀，表現為月經週期不規律、性慾減退、記憶力減退、反應遲鈍、動作緩慢以及心慌、失眠、多夢、盜汗等血管舒縮功能非常不穩定的一些表現，這些症狀透過用性激素治療就可得到改善；另一類就屬於心理或是精神方面的一些症狀，稱之為非特殊性的一些症狀，表現為焦慮、多疑、敏感、憂鬱、自言自語、好爭吵、注意力分散、易發怒等等。這些症狀與自身所處在的環境有很大的關係，一般用藥物也不會有很好的療效。

以上所說的精神和生理變化如果護理不是很得當，就會更年期症狀越來越加重。對於更年期症狀的預防，除了加強相關知識的學習以外、提高婦女更年期過程的變化外，合理飲食的飲食也是能夠幫助女性朋友平穩的。

1．增加蛋白質食物的攝取量

人體所需的二十多種胺基酸有八種是人體內不能合成的，往往需要透過食物獲取，特別是乳製品、蛋類、瘦肉、魚類和大豆中獲得。這類食物可以非常有效的緩解因為胺基酸的缺乏導致的各種不適症狀。

2．含鐵質的食物

有些女性攝取過少的肉和新鮮蔬菜，卻喜歡吃一些糕點、糖果，這些偏食的現象都會導致女性體內的含鐵量不足，讓女性產生易怒、易衝動的情緒。

措施：應該適量的吃一些含鐵量豐富的動物性蛋白食物，比如豬肉、牛肉、羊肉、雞、鴨、海鮮等。一方面可以改善自身的情緒，另一方面也有利於大腦集中注意力，並讓人體保持充沛的精力。

3．含有維他命豐富的食物

研究證明，維他命攝取量如果不足，尤其是維他命B12、維他命B6的缺乏，就容易出現躁動不安、情緒易激動、急躁的表現。在進食的時候適量的增加一些維他命的攝取量，就會有效的改善女性的情緒。

措施：選擇全麥麵包、麥片粥、玉米餅等穀類食物，蘋果、橙、菠菜、草莓、花椰菜、生菜、白菜及番茄等果蔬也有很豐富的維他命。

4．富含鈣質的食物

鈣可以有效抑制腦神經的興奮，當大腦中的鈣含量不充足的時候就會產生情緒的波動，比較容易激動。食用一些含鈣豐富的食物，可以幫助人穩定情緒，鈣質食物可以幫助牙齒、骨骼堅固，預防缺鈣導致的骨質疏鬆。

鈣質食物主要包括骨頭湯、牛奶以及各種豆類、豆製品。

需要提醒女性的是，大豆中含有一種叫做異黃酮的物質，它與女性的雌性激素很相似，除補鈣外，還可以防止女性雌性激素不足的症狀。

措施：每天都需要吃一些豆製品的食物，可以有效的調節體人體內的內分泌。

5．理氣疏肝的食物

從養生的角度來講，要改變女性經前期以及更年期的不良情緒，就應該從理氣疏肝入手。

日常生活中可以有理氣疏肝作用的食物：

蘿蔔，有健胃順氣的功效，祛痰清熱，青蘿蔔的效果是最好的，紅皮白心的效果略差，比如說胃寒的患者，可以加牛肉、排骨等清燉蘿蔔湯。

蓮藕，通氣補血，還可以健胃和脾，安神靜心，也是順氣的理想選擇，以清水煮藕片或者煮粥喝是最好的。

甲魚（鱉），性味平甘，有很好的滋陰功效。清朝王孟英曾經說：「滋肝腎之陰，清虛勞之熱。」所有針對肝腎陰虛的症狀，或陰虛內熱還時常手腳發熱的患者來講，或心中煩鬱，或頭昏腰痠、月經不調，或潮熱汗出者，最適合用甲魚進補。

山楂，勇於補氣活血、消積化食，還有減肥的功效，無論生吃、熟吃，還是泡水喝，各種食用的方法都很有療效，但食用量不要過多，胃酸分泌過多的人群慎用。

柑橘，不僅味道很甜美，而且有寬胸行氣的功效，除果肉外，橘子皮上的絲絡還有藥用價值，橘絡泡水喝可以化痰止咳、消滯理氣。

第八章　未時

——「快樂」的小腸經給女人快樂的人生

想要小腸經功能好，營養午餐不可少

在未時的時候正好是小腸經當令的時候，在這個時候正好我們應該吃飯的時候。在前文中，我們介紹了最好是午睡以後再吃飯，所以在小腸經「當令」的時候享用午飯是最好的。

在古代有這樣的一個說法，羊經常在日跌之時吃草。這是什麼原因呢？因為日跌的時辰正好是小腸經「當令」，而小腸的主要功能就是管理吸收消化、泌別清的或濁的，羊在這個時辰吃草，消化和吸收的作用是最好的，新陳代謝最完善，羊就可以吸收更多的營養，長得更壯實。

而對於我們人類來講，雖然我們吃飯的時間大多數是在午時，但消化吸收往往是在未時開始的，這頓飯吃得好壞對我們的人體健康有非常深遠的影響。因為只有讓我們的小腸經有著充足的營養，小腸經才會有充足的氣血，才有能力為身體各組織提供氣血，增強與心經的溝通與關聯，增強新陳代謝功能，保持人體身心健康。

午時我們要對心經進行養護，未時就應該對小腸經進行養護。養護心經的最好方法就是靜坐、午睡，而對小腸經而言，最好的方法莫過於給它充足的營養，讓其氣血供應正常，為我們的身體做好「糧草」的供給。

在很多的養生專家和媒體的宣傳之下，在當下「早餐吃好，午餐吃飽，晚餐吃少」已經成為了飲食文化的共同的認知。的確，這是從古至今，許多營養專家、醫學專家們總結出的飲食經驗，它比較適合廣大人群的養生情況。但是在對這句話上面，還存在很多認知方面的失誤，這些失誤又是什麼呢？就是中間總提的「午餐吃飽」。

在我們的理解範圍內，「午餐吃飽」就是在中午要比早晨和晚上多吃一些，把肚子餵飽了就可以。其實在這裡的「飽」不是吃飽的意思，「吃飽」的前提是「吃好」。也就是說，在中午的時候，我們既需要「吃飽」在數量上就是需要要比早晨多吃一些，但是吃飯的品質是不能下降的。可事實上，很多人覺得「午餐」午餐吃飽就可以了，但在實際的情況並沒有達到真正意義的「吃飽」，大多人一般就是把肚子塞滿了就以為可以了，至於吃得到底有沒有營養，只有自己知道了。

現在，把午餐糊弄一下成為了都市上班族的習慣，尤其是女性朋友，總是覺得少吃，可以減肥。在工作很忙的時候，就在家裡帶一些飯出來吃，或者是外面預定一些速食就完事，填飽肚子就行。而對於在家的老年人來講，因為在中午的時候沒有人在家，也只是吃一些很簡單的事物就了事，晚上再做一桌豐盛的食物等兒女回來一起吃。想想看，這種事情是不是在生活中非常的普遍？

其實這樣做會對我們的身體造成很大的傷害。姑且不論在晚上吃多少的問題，我們就討論一下午餐的問題，它是在一日三餐裡面非常有深遠意義的一頓飯，我們絕不能應付了事。首先，我們講一個很簡單的道理，我們身體已經經歷了一個上午的工作勞累，非常需要營養的及時補充，而整個下午的工作精力都需要午餐來補充營養，中午這頓飯對我們身體的重要性可以說是不言而喻了。

更需要女性朋友注意的是，午飯的時候正好趕上小腸經當令的時候，需要在未時以前吃午飯。前面說了，全身的經絡就好像是一張大網，氣血的運動就是在這張網裡面不斷的穿梭，但在一天不同的時刻裡面，最活躍的氣血會流入到不同的經絡中去，在中午的時候心經的氣血是最為旺盛的，接下來就是相互溝通密切的小腸經，所以吃午飯的最佳時間就是在十二點半左右。而小腸的主要功能就是消化吸收，只有將午飯吃好，小腸才會吸收到營養物質，處於最恰當的時機的小腸才能夠得到更多的氣血補充，以達到發揮更完善的功能。

很多人都曾經是這樣的，午餐如果是簡簡單單的應付了，下午的飢餓感就會非常的強，然後就是注意力不集中，工作和學習的效率也會下降，這其實就是氣血虛耗的表現，因為在中午的時候應該很好的補充氣血，而沒有去補充。還有一個原因，因為心經與小腸經互為表裡，小腸經的氣血如果不充足了，心經和心臟也同時受到影響。而心藏神，主神志、思考思維，心經和心臟的氣血不充足了，心主神志的功能可能就喪失了，人沒有辦法去集中精神學習。餓得快，對下午的學習、工作有影響並不是最重要的事，更重要的是長期一直這樣的話，氣血不足就會讓體質漸漸下降，不同的毛病就會隨之而來，頭暈眼花、四肢乏力、手腳冰涼、多夢易失眠……現在很多女性平常不就是這樣的嗎？

另一方面，午飯如果沒有充足的營養，小腸經氣血不是很足，它的下一個同事——膀胱經，它也會受到影響。膀胱經就是護衛我們身體的一道「防線」！妳想一下，假如一個國家的國防很虛弱，那這個國家也不會太平的。外來的侵略肯定就會非常多。同樣，膀胱經如果是虛弱的，整個身體可能就會非常虛弱，風寒暑溼燥火，什麼病症就一起找來了，身體自然不會健康。感冒發燒、頭痛腦熱等病症肯定就總糾纏不清。

所以，千萬要認真對待午餐，要是吃不好可能就會有很多的麻煩。當然，這裡說的吃好不是說什麼山珍海味，而是說應該盡量讓營養均衡一些，即主食、蔬菜、肉類要合理搭配，吃好又吃飽。就像我們度過每一天那樣，只要很充實，生活自然很多彩，人就不會覺得缺乏趣味。而充實多彩的生活就在我們的身邊，讓我們自信的度過每一天。

做女人難，做個頸間不痠痛的女人更難

女性朋友們可能經常會遇到一些問題，那就是時常覺得頸間疼痛，而且是坐立不

安。尤其是那些「上班族」，總在電腦前，一坐就是一天，總是頸間隱隱作痛。要不然呢，就是吃一些止痛藥敷衍了事。止痛藥一類的藥物只有緩解疼痛的這樣一個作用，不會對頸部的疼痛有治療的作用。

大家可能聽說過「藥到病除」這個詞吧，其實最好的藥物就是人體的穴位經絡，所以我們也可以做到「手到病除」，對於那些擔心藥物有副作用的人士來講，這個「手到病除」的方法更加的安全。

我們常說，一日之計在於晨。就是人體最精神的時候就是經歷一夜的休息，陽氣旺盛增長的早晨，到中午以後，人的精力狀態就開始呈現一個下降的狀態。在實際生活中，所有的人都會有這樣的感受，如果第一天晚上睡眠很充足，第二天就會有一個非常好的精神狀態，就不會出現打哈欠、走神的情況。但是一吃過午飯，精神狀態就開始慢慢出現問題，特別是在下午兩三點鐘的時候，即便是睡完午覺，整個人的狀態也沒有早晨精神，並且就會覺得全身非常的乏力，沒有精神。尤其是對長期在辦公桌或是使用電腦的人士來講，這時候的脖子、肩膀就會出現疼痛的現象。

那肩膀和手臂為什麼在這個時候非常的敏感呢，感覺是這樣的強烈呢？

因為根據中醫的氣血循環學說，下午的一點到三點的時候是小腸經「當令」的時間，在這個時間內小腸經的氣血是最活躍的。而小腸經的路線是從手臂經過肩膀的，正好交會在督脈的大椎穴上，主線還在下行，而支脈是順延著脖頸，向上到面部。在未時的時候，很強的氣血流會直衝小腸經的。「痛則不通」，長時間在辦公桌前面、總是在利用電腦的人，難免手臂、頸肩等部位會出現氣血淤阻的情況，這樣，當強大的氣血流一旦衝撞到小腸經這條線的時候，就會漸漸的產生疼痛的感覺。

這其實是一種非常好的現象，因為氣血在經絡當中是非常充足的，有力量去衝撞淤阻的部位。如果氣血看上去已經很無力的情況了，那麼問題可能就很嚴重了。雖然這是好現象，但是會讓我們覺得很痛苦，非常難受，甚至會影響我們的工作，那我們應該怎麼辦呢？

既然氣血是在疏導淤阻，那我們如果去吃止痛藥去妨礙衝撞，那反而不是一件很好的事情；相反，那我們怎樣才能幫助它疏導呢，幫助氣血將淤阻的地方疏導開來，讓氣血更加的暢通。這就如同交通警察一樣，有人不守交通規則造成交通擁堵，這時候交通警察第一時間應該做的就是先疏導交通，以免阻塞得更加的嚴重，疏而不堵，這才是最應該做的。

那如何做才能很好的疏通淤阻呢？當然在這個時候最應該找到疏通閥門——小腸經，在小腸經上的後溪穴，與氣血一起共同作戰，共同戰勝困難。有的人會想，是不是需要對這個穴位進行按摩或者是艾灸啊？這些方法雖然比較實用，但是我們還有一個更簡便的方法去打開「閥門」。

妳可以坐在辦公桌前面，只要把手伸出來就可以了，可以將這兩隻手交換著來，也可以同時進行。伸開手掌，就開到三條很熟悉的線，生命線、智慧線和感情線，後溪穴就在感情線的末端處。將感情線與桌角沿對齊，然後把手掌對起來，以手為刀，就像是切菜的樣子，此時手與桌沿接觸的地方就是後溪穴了，妳可以沿著桌沿左右滑動去刺激它，每隻手重複五十次，如感覺有痠痛效果是最好的。

妳在平時進行按摩的時候可能根本就不知道這樣的穴位，而妳有感覺以後對它進行刺激，會發現原來這個穴位真是奧妙無窮，會受到非常強烈的效果。後溪穴是手太陽小腸經五輸穴中的一個腧穴，我們總提起腧穴，就是經脈氣血疏注的地方，大多數都在關節附近，這個穴位的作用就是疏通經絡、止痛化瘀，什麼關節痠痛、身體沉重對於這個穴位來說，都非常見效。最為重要的它還是八脈交會的穴位，除了直通督脈以外，還與身體的很多器官相關聯，所以不僅疏通經絡、活血化瘀的功能外，還可以有效的吸收陽氣。「氣為血之帥，氣行則血行，氣足則血暢。」陽氣提升上來，淤阻的患處就不攻自通了。

並且，利用這個方法刺激後溪穴以後，妳還可以做一些左右搖晃、舒展的活動姿勢。小腸經屬於陽經，靜則生陰，由於妳做的時間非常的長，活動量過於少，陰氣太盛，所以氣血才會有淤阻的現象發生；而動則生陽，只要是活動起來，內外合力，陽氣助長、陰陽平衡了，肩頸部的經絡就會非常快的被疏通開。「通則不痛」，這樣，不僅沒有以前的痠痛感，還避免了很多伴隨而來的後遺症。

其實，這個方法不僅適用於那些坐在辦公室的女性朋友，像因為長時間使用滑鼠而得的「滑鼠手」，中老年人經常會患有的腰椎病，手臂發僵、無力，都可以採用這種調理方法，不但方法非常簡便，而且效果十分顯著，還能提升老年人的自身不足的陽氣。而整個小腸經的氣血也隨之通暢，還有利於小腸功能的改善，很好的促進老年人的腸胃的消化吸收。

另一方面，小腸經與心經互相照看，心藏神，主神志，當我們覺得很勞累的時候，對於小腸經上的穴位的刺激，經常活動一下小腸經的部位，可以有效改善肝臟的供血功能，增強心主神志的功能，使我們的精力更加的旺盛，工作的效率自然會提高很多。而對老年人來說，增強心神不僅可以緩解中老年人的常見症狀，還對老年痴呆症、心腦血管疾病有預防作用。

小小的妙招，奧妙無窮，靈丹妙藥，隨手可得。就像是上學的時候掌握知識、尋求創意、謀取財富一樣，生活中處處都是學問，最為關鍵的就是看妳是否善於發現，讓自己沒有病痛的困擾！

頻頻臉紅讓人誤會，小腸經幫妳消除煩惱

有的女性朋友對自己面容非常的在意，生怕自己的容顏有所損害，但有的時候總有「臉紅」情況，其實這就是心臟出了問題。

症狀在臉上，病因確是在心上，而治療方法卻在小腸經上面，這就是中醫理論講究的辨證施治，治病求本。

吳女士今年四十歲了，說自己經常在下午兩點多鐘的時候感覺心慌胸悶、臉紅心跳，就像是發燒一樣，去了很多的醫院但是沒有查出病因，想知道這是為什麼？醫生告訴她，這可能是她的心臟功能有些異常造成的，醫院的設備之所以檢查不出來，是因為她現在只是有症狀，尚未引發成病。所以儀器沒有辦法顯示她的病症，只能感覺到，它是覺得不明顯，也沒有任何的依據，所以就檢查不出來。這種病症很常見，許多人可能都出現過這種現象，自己適當的進行調理就可以了。

中醫師告訴了她一個調養方法，那就是對小腸經上的兩個穴位進行刺激，那就是後溪和前谷。

後溪和前谷是在小腸經上面前後相鄰的兩個穴位。後溪穴就在感情線的末端，手掌的白色皮膚與手沿的交會處；順著小腸經的這條線再往前延伸一點，在尺骨莖突與三角

骨之間的小窩裡就是前谷穴了，在尋找的時候最好握住拳頭，在小指掌指關節橫紋外側端就是前谷穴，與後溪穴平行。這兩個穴位的位置很特殊，都是在手掌的側稜上，我們還可以利用上文所說的切菜式方法，也可以用筆帽或者是筷子按，每次每個穴位五十下左右，兩隻手的穴位都應該受到刺激，每天最好做兩次，最好是在未時症狀出現的時候做。因為這個時候的小腸經是氣血最旺的時候，所以也會有非常好的治療效果。這樣治療的時間在一週左右就會有很好的效果。

為什麼我們要對小腸經上的這兩個穴位進行按摩呢？要回答這個問題，先要知道為什麼一道下午未時就出現心跳臉紅、心慌胸悶的症狀。在上文我們說是心臟的問題，那是什麼原因造成的呢？其實這也是因為心火旺而造成的。

心在五行之中是屬火的，位居上焦，為陽中之陽，中醫也將其叫做「火臟」。心主血脈，血脈表現在面色上，在《黃帝內經．素問》中記載：「心之華在面。」當在生活裡面看見一個人的臉色不好看，就知道他身體有毛病，這種看法非常有道理。因為一個人的臉色就可以呈現出一個人的氣血情況，他心氣的衰盛狀況。如果氣血非常充盈，心氣充沛，那臉上自然是紅潤有光澤；相反，要是氣血虛虧，心氣不足，臉色就會暗淡發白。就如同吳女士那樣，臉上總覺得發熱、發燒，那就是因為心火過於旺盛。心屬火，沒有火不行，因為氣血流通需要火，心火過旺也是不行的，心火太大就會呈現在臉色上，下午未時臉色發紅、發燒，以及上行出散的表現。而且她還會覺得胸悶、心慌，這自然是因為心臟出了問題。

但是「心臟是臟器之主」，主人有錯誤不能硬來，妳需要妳有辦法去調理，同樣，心有病而不能從心上治病，要在心包經與小腸經上辨證施治。另一方面，小腸經與心經相互關聯，裡就是陰，表就是陽，陰一旦有問題，陽就會受到影響，反之亦然。因此，心臟上的病症就會透過小腸經表現出來，而從小腸經表現出的心臟病症可以透過小腸經來根治。下午兩三點是未時，小腸經的氣血是最旺的，這時候因為心臟的毛病，就應該利用小腸經來治療。

而小腸經上的「後溪」和「前谷」是小腸經上很重要的兩個五腧穴。（五腧穴，就是位於肘關節下的兩個重點的穴位。）在《黃帝內經．靈樞》中記載：「病變於色者，取之滎；病時間時甚者，取之腧。」也就是說，疾病總是會在面色上有變化，治療的時候就應該選擇五輸穴中的滎穴；疾病時重時輕，治療時就要選在腧穴上。而前谷穴正是小腸經的滎穴，後溪正是小腸經的腧穴。同時，「滎主身熱」，如果是心火過於旺盛，臉上發紅發燒就是一種熱病，就是這兩個穴位的職責；而腧穴的作用有疏通經絡，對臟腑疾病有治療作用。這樣，我們在降火、調理心臟功能的時候，還可以用經絡引導，把火氣協在小腸經上，然後利用小便排除體外，可以說是治標治本、防患於未然的良好方法。

在《黃帝內經》中記載：「是故聖人不治已病治未病；不治已亂治未亂……夫病已成而後藥之，亂已成而後治之，譬猶渴而穿井，鬥而鑄錐，不亦晚呼！」告訴我們要防患於未然之際，防範要強於救災。對於機會來說，良好的準備是非常有必要的；對於問題來說，最好的防止就是在預防上。也就是用最小的成本，讓我們獲得更大的價值。

女性「心病」多，小腸經幫妳解困惑

在下午未時的時候，是小腸經「當令」。小腸是吸收和消化食物的主要場所，假如妳一不注意，就會造成小腸的吸收和消化功能的同時減損，就會出現腸腔一圈裡面的營養物質沒有經過消化和吸收就直接排出了體外，引發與營養不良的症候群狀。所以，女性朋友，千萬不要因為工作，而忘記保護小腸。

小腸透過對食物的水化分解，讓食物中的營養得以運輸出去，將水穀化為精微。在《黃帝內經．素問》中記載「腸者，受盛之官，化物出焉」。小腸的功能一旦出現問題，可導致消化吸收障礙，腹瀉、便祕等。

由於營養不良、失水等病症引起的精氣虧虛的症狀比較明顯的患者，要合理進行安排作息時間，作息有時。勞逸結合，注意增減衣物。防止中暑受熱；適當的做一些體育鍛鍊；根據胃腸消化吸收功能的出現的病症，增加所需的營養，改善我們的身體機能、易消化為宜，瘦肉、豆製品、鮮魚、豬肝等補充維他命的食品，或者是煮爛的豬肚。小腸不但是吸收消化的主要場所，還可以明顯的顯示心臟是否健康。

我們為什麼將小腸當做心臟的「晴雨表」呢？

現在很多人工作的時候往往一整天都守在電腦旁，就會出現肩膀疼痛的現象，如果不知道保養自己的身體，持續下去，就會後背疼痛，接下來就會有脖子痠痛，不能動彈。通常到醫院就會被診斷為頸椎病，其實，很多時候都是因為心臟供血不足引起的，造成小腸氣血虧虛所導致的。有的人就會覺得奇怪：心臟供血不足，為什麼會影響到小腸呢？

這主要是因為小腸的相互表裡的關係，這種關係的連續就是由靜脈的相互關聯而引起的。心臟出現問題，小腸就會顯現出徵兆。比如西醫常說頸椎病，開始的症狀就是肩膀痠痛，這就是在和妳說：這裡的氣血很虛，不夠用了；然後是痠痛，痠痛是由於血少，流動變緩以後就開始瘀滯，不通就開始疼痛。後來覺得麻木僵硬也是因為血氣少，血流緩慢，再因為長期保持一個姿勢，血液就似乎停滯在那裡；如果心臟總是供應不上血液，那麼假如妳碰到「麻筋」，小時候總是因為玩鬧的時候碰到，就覺得向過電一樣。這條「麻筋」，就是小腸經的體征，妳假如用手去刺激它，看看是否可以傳導到小拇指上。

假如是麻到底，就說明妳的供血功能很不錯；如果是只痛不麻，說明妳的心臟供血功能出現問題。另外，還有一個很簡單的測試方法，只要行個「軍禮」，看看上臂靠近腋下的肌肉是否有鬆弛的跡象，如果很鬆，就說明供血狀態不是很好。這裡就是小腸經的「閘門」，而小腸經的氣血也是靠心經傳導的。

另外，有的人脾氣非常的急躁，總是心煩氣躁，喜歡與別人爭執，這在中醫看來就是心火亢盛。心經的火氣太大，宣洩無處，就會用小腸經「撒氣」。結果小腸經就會脹痛，然後就是耳朵、喉嚨、脖子、肩膀、肘、臂、腕、小手指，這些地方都會出現麻脹感。

所以，我們說小腸經是心臟健康的「晴雨表」，我們必須注意小腸經的狀態。透過小腸經，我們可以非常準確的預測心臟的狀況，還用調節小腸經的作法去調理心臟。

心火會出現的症狀有：心煩急躁、面赤口渴、心中煩熱，失眠、便乾尿血、口舌生瘡、肌膚瘡瘍。心火可以劃分為虛實兩種，虛火的表現就是盜汗、低熱、心煩、口乾等；實火的症狀就是反覆口腔潰瘍、口乾、小便短赤、易怒煩躁等。

心火上升的時候對口腔也有很大的影響。中醫理論認為，病人必須控制自己的情緒，減少緊張，少生煩惱。尤其是那些經常多思少決斷、處理繁雜以及涉及太多的人際關係的事情，以免心火過盛，誘發多重疾病，心腦疾病。

心火的預防最主要的就是保持良好的心態，寒溫適度，多吃水果蔬菜，少食辛辣油膩的食物，不要喝酒，多運動。多吃苦味的食物降心火，如苦瓜、苦菜、百合、苦茶類，多食棗類、紅棗、百合或者乾淨的動物胎盤等益腎補心的食品。

女性的福星，乳腺增生的剋星——小腸經

隨著生活節奏的加快、工作壓力大、休息飲食不規律、運動量減少的影響，越來越多女性朋友罹患了這樣一種病——乳腺增生，這種疾病的症狀就是單側或雙側乳房疼痛並出現腫塊。

怎樣去治療乳腺增生呢？現代醫學認為，乳腺增生的誘因就是因為內分泌的失調紊亂，從中醫的角度講，內分泌失調主要在肝脾腎的管轄範圍內。因此中醫認為，該病的誘因是鬱怒傷肝，思慮傷脾，脾失健運，肝腎虧虛、衝任失調而引起的。

對於女性朋友來講來說，無論是脾受傷還是肝受傷，都會對一條經脈有影響，那就是胃經。而胃經的運行路線，就是從鎖骨運行到乳頭，向下挾臍的的兩旁再到腹股溝。同時還有一條經脈受影響那就是衝脈，女性衝脈起於胞中，下出會陰穴，有一個分支從腹股溝到小腹，挾臍上行，與足陰經平行，連接胸部。

在《黃帝內經》中認為，女子二七時（十四歲）天癸至、太衝脈通，氣血沿衝脈上

行，散於胸中。這時才會有乳房的發育，出現女子的第二性特徵。女子三七（二十一歲）後，因為將要結婚生子，衝脈之氣血就在此彙集，就會有一些微笑的變化。用現代醫學的解釋，就是內分泌發生改變。肝經、脾經、腎經、胃經、衝脈、任脈，這幾條經脈比較靠近，或上行或下行，我們可以將其當做是一條氣血的公路。如果一面出現交通故障，就會導致另外一側很難暢通。

第一，日常生活中，人們因為情緒的變化而傷肝，或因思慮過度而傷脾，都會導致經脈的不通暢。假如胃經與衝脈之氣紊亂，胃氣不可能合理的運行，衝脈之氣很難上行，氣血就會瘀滯、痰凝成核，就會出現乳腺增生。

第二，因此，為了防治乳腺增生，女士盡量少生氣或者是不生氣。(男人生氣傷肝，女士生氣多傷脾胃。）其次，盡量不要讓自己承受過多的壓力，尤其是心理上的壓力。長期壓力就會讓脾胃出現症狀。如壓力不能避免，就要學會去排解壓力，將壓力徹澈底底的轉化成動力。

第三，夫妻生活應該保持和諧，不要總吵架。

第四，盡量吃純天然的食物和食品，盡量少吃深加工的食品。一般來說，工序越複雜，其成分也就更複雜，其中很多人造的成分就會很多。

第五，學會一些簡單的按摩方法，隨時自我按摩，進行經脈的疏通。

這裡，有一位婦科專家介紹了一套按摩的方法，如果能夠每天堅持按摩，就可以有輔助治療的作用，而且效果明顯。

首先，把我們的左手伸出來，找到勞宮穴。（勞宮穴在手掌心上，可以這樣找到：握拳，除了中指以外全都伸開，那麼中指點到的地方就是勞宮穴。）然後，用左手指尖向後捂住左耳，需要讓勞宮穴對準左耳眼。因勞宮穴是心包經上的火穴，耳朵眼為腎經之開竅，用勞宮穴對接耳朵眼，就讓心經與腎經相連的一個狀態。

將左臂與形體成一線展開，用右手來回反覆大力揉捏左乳外側上部，方向不論，持續五分鐘。如果已經患有乳腺增生，做這個動作的時候會感到疼痛，此時需要一定的忍耐。因為這個部位包括了胃經以及衝脈，在胃經上有很多治療乳腺增生的穴位。左手還是一樣的捂住左耳，將左前臂與軀體保持垂直的狀態，用右手來回捏揉左肋背闊肌邊緣上側突起之肌肉，方向隨意，力度不要太大，捏揉不超過五分鐘。有些身材肥胖的女性在做這個動作的時候比較吃力，做此動作可能會有難度，那麼，可以讓您的伴侶幫忙，這樣還有利於交流溝通感情。

左手的指尖繼續捂住左耳，將左前臂展開後與身體呈一百三十五度角的狀態，用右手來回捏揉腋下突起部分，方向可以隨意，力度不可過大，捏揉的時間為五分鐘。

左側做完，騰出手來，以同樣的步驟做右側一遍。整套做完，時間大約為三十分鐘。

這個動作很簡單實用，容易掌握，也不用受時間的限制，隨時可以做。例如在晚上看電視，可以一邊休息一邊做。如果想取得更好的效果，睡前還可以做一些補充動作：用雙手尺側魚際部位來回搓擦雙側腹股溝，一直到腹股溝感到發熱為止。

雙手尺側魚際部位是小腸經範圍，屬於陽經的範圍，而腹股溝處為肝脾腎三陰經所過之處。其實這種運動非常簡單，但是需要女性朋友的長期堅持，只有長期堅持，才會獲得理想的效果。還有就是放鬆心情，盡量不要生氣，讓我們可以快樂每一天。

第九章　申時

——膀胱經是女性排毒的不二法門

警惕！女性全面認識膀胱炎迫在眉睫

在古代的社會中，女性一直都是弱勢群體，而在當代，她們已經逐漸獨立起來了，大部分女性都有自己的工作事業，有自己的經濟來源。但是有些疾病，卻始終沒有脫離女人，帶給她們身體上無限的痛苦。其中，膀胱炎就很容易發生在女性身上，讓女性朋友們為之頭痛。

一般情況下，膀胱能夠很輕鬆的就把細菌隔離在外，細菌不是很容易就能夠經過尿路上皮到達膀胱壁，如果在尿道中的細菌離膀胱很遠，那麼，它很難接近膀胱，這是為什麼呢？因為在通常情況下，這些細菌會被尿液沖刷到體外，就算是離膀胱很近的細菌也沒有機會接近膀胱，它們無法在膀胱內長時間存在，因此，它們就不可能在膀胱中滋長致膀胱感染。可是，如果我們的膀胱自身出現了問題，或者尿路阻塞了，尿液無法通暢的將細菌排出體外。那麼，在這個時候，膀胱自身的保護屏障一旦損壞了，細菌就會趁勢而入，致其感染。

從研究調查中，我們可以看出，女性朋友最容易罹患膀胱炎，這和女性尿道短以及靠近肛門有很大關係，另外，如果女性朋友經常憋尿，或在性交後、月經期結束後、用器械檢查尿道後等情況下，沒有及時清理陰部，那麼，膀胱炎就很容易找上門來，這些致病細菌以大腸桿菌為主。

一般情況下，膀胱炎包括兩種，急性、慢性，如果女性朋友們剛剛罹患膀胱炎，症狀可能不太明顯，會出現尿急、尿痛等症狀。及時醫治，不久就可以和膀胱炎說「拜拜」，但若是拖著病情，不去醫治，那麼細菌就會更加倡狂，進入腎盂，導致腎盂發生炎症。所以，發現膀胱炎不要太過緊張，也不要完全不把它當回事，早治療，早痊癒。

經過上述介紹，女性朋友們應該了解到保護好自己的膀胱很重要，雖然它不是什麼致命的大病，但若是反覆發作也足以讓人頭痛。我們在日常生活中應該每天清洗外陰；避免過於激烈的性生活，因為一旦尿道口出現傷口，細菌就容易趁勢而入；排尿要及時，不可憋尿。

但是對於已經罹患膀胱炎了，在平時僅僅做到以上幾點是遠遠不夠的，現在我們詳細解釋一下應該如何保養膀胱。

1. **飲用大量水**。患有膀胱炎的人應該大量喝水，這樣能夠及時產生尿液，及時沖刷尿道，保持尿道的清潔。

2. **杜絕香味的沐浴劑**。一般在有香味的沐浴露中都含有化學物質，而這些物質會刺激到膀胱內膜，從而加重病情。

3. **多食用利尿的食物**。利尿劑可以讓人體排出大量水分，對於水腫患者是良藥，但是膀胱患者不可這樣做，以免讓體內電解質失去平衡，我們可以選擇食用利尿的食物，它們性質比較溫和，例如：西瓜、鳳梨、梨等等。

4.**注意休息**。人在躺著的時候，泌尿系統的血液循環會很好，可以讓膀胱得到更好的修復。

5.**注意飲食**。盡量不食用油膩、刺激性的食物，比如辣椒、大蒜，也不要飲用咖啡，它會刺激膀胱。此外，最好不要食用柑橘，它會改變尿液的酸鹼性，促進細菌的繁殖。

6.**保持清潔**。女性朋友們每天在結束大、小便後，都要將會陰擦拭乾淨，而且每天都應該用清水洗會陰以及外陰。

7.**注意衣著**。沒有特殊情況，最好不要穿著太緊的衣物，內褲每天要更換。

「六毒俱全」？膀胱經是女人身體最有效的排毒通道

在生活之中，很多女性朋友都很苦惱。女性最在意的、最關心的就是自己的容貌，如果自己覺得自己很醜陋，就會產生自卑心理。可是臉上這一塊塊斑點怎麼才能下去呢？很多女性朋友一直保持著很不好的飲食習慣以及生活習慣，這些不良的習慣都會讓身體產生毒素，雖然當時臟腑和皮膚都不會出現問題，但是這些毒素聚積到一定程度後，妳的皮膚就會很大的變化。

總體來說，人體內的毒包括六種，如果我們的身體有這些毒素，長時間下來，就會讓臟腑處於危險之中。妳的臟腑出現問題了，當然就會從皮膚上體現出來。那麼，這五種毒都有什麼呢？威力竟然如此強大。

1．**水毒**。早上起來妳可以對著鏡子觀察一下妳的下眼皮，看看它有沒有浮腫的現象，妳也可以看看妳的腳踝，如果都出現了浮腫的現象，那妳就要當心了，因為這是體內有水毒的表現。若是不能及時排除水毒，就會影響氣血運行，嚴重後人的肚子就會脹起來。因為它已經嚴重影響了腎功能，導致人體不能及時把尿液排除體外。

2．**溼毒**。如果妳的舌頭很紅，而且還經常很燥熱、心煩，那麼妳就要注意妳的體內是不是產生了溼毒。當人體的脾胃功能不強時，就不能正常的完成它們各自的任務，導致水溼停留在體內，長時間下去，就產生了溼毒，又或者是脾虛，使外溼侵入體內，從而不能讓脾胃正常工作，溼氣便產生了。

3．**痰毒**。一般人如果早晨起來口中有痰，吐幾口就沒有了，但是有些人卻總是吐不乾淨。因為他們都有痰毒，痰毒可能來自食物中，也可能是因為肺出現了問題。這就需要妳去及時就醫了。

4．**脂毒**。大部分人都喜歡吃肉，如果再來點啤酒就更好不過了。可是如果妳一直保持著這種飲食習慣，那麼，恭喜妳，妳的肝臟和脂肪已經分不開了。這樣下去，很容易讓人罹患脂肪肝。

5．**淤毒**。淤毒存在於人體的血液之中，年輕人的血管中一般很少有，四十歲以上的人就危險了，這些淤毒會阻塞血管，它們都是因為飲食不當而產生的。

6．**氣毒**。氣毒存在於我們的肺臟之中，想要去除氣毒，可以在早上起床後，多做幾個深呼吸。

在中醫看來，在下午三點到五點的這段時間，陽氣處於沉降之勢。而且他們認為：治病如治水，宜疏不宜堵。借助這個沉降之勢，對疾病進行疏通，是很有利的。這個時候，人體內的各個臟器可以很好的排泄自身的垃圾，人體主要的代謝器官包括腎、大小腸、膀胱。但是在下午三點到五點的時候，氣血流至膀胱經，所以它應該肩負起排泄身體毒素的重任。

膀胱經可以排出排毒，而且人體七成的廢物以及毒素都是在它的作用下排出的，主要方式是排尿。所以，我們在這個時候應該多喝水，促進膀胱經排出五毒（氣毒不是膀胱經排出的）。此外，在平時也應該養護好膀胱經，因為一旦它出現了問題，那麼人體的很多毒素都不能正常的排出，這樣人體就成了一個醞釀毒素的場所，使各個臟腑都深受其害。那麼女性朋友應該採用什麼方法來保護膀胱經呢？

有這樣一位四十歲左右的企業董事長，她的事業可以說是風生水起，但是身體卻有一個很尷尬的問題，就是便祕，便祕帶來了很大困擾，吃飯沒有食慾，肚子脹痛難忍……而且她還經常出現尿失禁的情況，作為一名董事長，出現這種情況是很丟人，所以礙於面子問題，她不去醫治。後來，她這種情況太嚴重了，就不得不去看醫生了，醫生診斷完她的病情，就對她說：「妳的便祕是由於腸胃燥熱，致使體內津液過度消耗造成的。而長期便祕導致腹壓比較大，從而增加膀胱的壓力，所以便祕會出現尿失禁的狀況。」後來醫生就為她開了一個藥方，每天吃兩次麻仁丸。經過一段時間，她的大便已經能夠很順利的排出了，尿失禁也沒有出現過。

由上面的案例我們可以知道，便祕也會對膀胱造成不良影響，因此，保護膀胱經先要解決便祕問題。除此之外，女性朋友們還應該鍛鍊鍛鍊膀胱，加強其自身的能力。想要達到這個效果，我們應該鍛鍊盆底肌肉。這個方法非常簡單，而且無論在什麼時候我們都可以練習。主要動作就是收縮放鬆肛門，每次收縮的時間要達到三秒鐘。

最後告訴各位愛美的女性朋友們一種檢測自己體內有無毒素的方法，只要妳出現了下面的問題，那麼妳就應該排排毒了。

1．經常性便祕，或者偶爾一兩次便祕；

2．口中的氣味不清新、身體有異；
3．心情總是鬱悶，夜晚睡不著覺；
4．總是被感冒纏住；
5．皮膚上有小斑點；
6．皮膚出現很多溼疹、粉刺。

「睡美人」不是我的錯，都是膀胱經惹的禍

在傳統文化中，申時所對應的是猴子。每當我們在動物園中看到猴子時，猴子都是活蹦亂跳，一刻也靜不下來。從這我們就可以得知，古人把申時與猴子關聯起來，是在說明人們在申時的精力和猴子一樣，十分充足。

當然，猴子的特點不僅僅是活潑愛跳，它還很聰明。因此，人在這時的思維也是比較清晰的，在這個時候如果學習或者是工作，可以達到很好的效果。就像古人所說的「朝而授業，夕而習複」一樣，在清晨學習新的知識，在下午複習知識。這樣一來，知識就深深紮根在頭腦中了。

如果妳在下午三四點鐘的時候，感覺很疲憊、頭腦發脹或者是沒有什麼精力，那麼，妳的膀胱經應該出現問題了。很多已經步入社會的人們在白天清閒的工作，導致工

作沒在當天完成，於是，就將工作任務帶回家處理，可是下班回家要吃飯，要和親人交談還要做家事，這樣一來，工作的時候就放在了夜晚，知道深夜才去睡覺。從此以後妳就養成了習慣，總想：工作完不成沒關係，回家還可以再做。可是現在很多人都是腦力工作者，他們應該保護好自己的大腦，夜晚沒睡好，白天大腦就是渾濁的，十分影響工作。

人精力充沛的時間段有兩個，一個是上午，一個就是申時。晚上沒有好好休息，白天一整天都是昏昏沉沉的，中午沒有休息好，下午就會沒精神，但是有人會說：「下午的時間比上午要長，人的精力不可能總是那麼十足的吧。」這句話是對的，但是在下午四點左右，我們會迎來一個精力旺盛期，這時的做事效率會很高。

那麼為什麼在申時人們的精力就很旺呢?在申時「值班」的是膀胱經，它與腎經功能相連、氣血相通。《黃帝內經》中有這樣的描述：「腎藏精，精生髓。」但是「腦為髓海」，也就是說，大腦功能如何主要是由腎臟控制的，而膀胱經與腎經又想通，因此，膀胱經氣血充足的時候，腎臟功能會受到很好的影響，從而大腦也會運轉得比較好。

事實上，膀胱經不只是透過作用於腎臟而使大腦更加靈活的，它可以直接對大腦產生作用。在我們的全身上下都可以找到膀胱經，而且它不僅出現在頭頂上，還深入大腦中與腦相連。當申時到來，膀胱經的氣血就是最充足的，而且運轉的最好，在這時，已經產生疲倦的大腦可以直接補充氣血，這樣做起事情就會很有精神。

但是上面所說的都是正常人，還有一些人到了申時並沒有重拾精神的感覺，而且還會墜入疲倦的深淵。這是為什麼呢?當然，經過我們上面的介紹，女性朋友們一定已經知道了他們之所以會出現這種現象，是因為膀胱經在作怪。

人體在上午的精神非常十足，但是過了中午，就會開始犯睏，因為在這個時候，人體內的臟腑已經很累了，體內的陽氣也會跟隨它們的疲憊而降低。而在膀胱經中還儲存著陽氣，此時，大腦只能從它那裡獲得陽氣以及氣血。但若是膀胱經內的陽氣很不強，而且也沒有充足的氣血，這些陽氣以及氣血還要完成在膀胱經中的「工作」，它不可能在沒有做好自己的工作的情況下來為大腦「排憂解難」。

那麼，這時身體的臟腑以及大腦就只能強撐著運轉，人當然會沒有精神。因此，如果我們想要在申時獲得很好的精力，就要養護好我們的膀胱經。那麼怎麼養護膀胱經才是正確的呢?

1．養成很好的生活規律。飲食有規律、睡眠有規律。不僅要做到有規律，在飲食上還應該注意定點定量、少葷多素、少吃刺激性食物；在睡眠上要做到亥時入睡、子時入眠，堅持每天八小時左右睡眠。

2．在市面上購買一個小保健錘，每天晚上睡覺前，敲擊背部的膀胱經，也可以讓妳的伴侶來幫忙，經過一番敲打，膀胱經的氣血就得到了疏通。不僅如此，在我們後背的膀胱經上，有著很多背俞穴，它們和我們體內的五臟六腑都是相互連通的，因此，妳在疏通膀胱經的同時，還調理了人體的臟腑器官。

做好上面兩個建議，妳的膀胱經就能夠得到很好的改善，但是如果妳在申時，也就是膀胱經當值的時候，敲打背部的膀胱經，效果會更加明顯，能夠很快讓妳重拾精神。

許多人都覺得養生很神祕，而且不是所有人都能明白的，但是從這妳可以看見，只是敲敲後背就有了保健的作用了，這不是很簡單嗎？

女人是水做的，多喝水，讓「津液之府」名副其實

「問渠哪得清如許，為有源頭活水來。」如果人體就是一個管道，管道中的水就是我們身體內的水，如果我們經常往人體這個管道中傾倒清水，那麼這個管道裡的水就會透亮，流出去的也非常透明。反之，我們不經常倒入清水，管道中的水就會汙濁不堪，也就是我們體內就會汙濁。

如今一些養生節目十分受廣大觀眾朋友所喜愛，我們也經常聽到專家們總是提倡要多喝水，因為喝水可以排除體內的毒素。所以很多人都知道這個養生方法。對於一般人來說，多喝水確實是對身體有好處。

我們在國中的時候就學習了地球上海洋與陸地的分布，海洋與陸地的分布比例大體上是七比三。在人體中，也是這樣的，水差不多占據了人體體重的百分之七十以上，人體的血液中所含有的水分在百分之八十以上。尿液中也有很多的水分，人體排泄尿液就是在排泄我們的垃圾，因此，水對於我們來說非常重要。

尿液的排泄是在膀胱的作用下實現的，可以說它就是我們人體的「汙水管道」，人體的尿液就必須透過這個汙水管道來排泄出去，《素問·靈蘭祕典論》中又記載：「膀胱者，州都之官，津液藏焉，氣化則能出矣。」而其中所指的「津液」就是尿液，在它被人體清除體外之前必須先停留在膀胱中，經過腎和膀胱的氣化作用才能夠順利排出體外。

如果不經常喝水，不僅會使全身處於缺水狀態，還會使體內的垃圾以及廢物不能及時排除體外，這樣，身體內的垃圾就會大量堆積，這些垃圾對身體會有很不好的影響。但是如果妳喝的水足夠多，身體吸收足夠水分後，剩下的水就可以沖刷身體內的垃圾。

因此，我們每天都要多喝水，讓體內保持清潔，那麼在什麼時候大量喝水對身體更好呢？這個很關鍵，排尿歸膀胱所管，因此，應該在膀胱經活躍的時候大量喝水，這樣，尿液增加，再在膀胱經的作用下身體的垃圾能夠更好的清理乾淨。

女性朋友們，如果妳能夠每天都在申時飲用大量清水，那麼妳體內的臟腑都像是淋了一場雨一樣，這樣一來，腎臟、肝臟以及膀胱的就能夠更輕鬆的將清水沖刷掉的垃圾清除出去，妳的腎臟以及膀胱也就得到了保護。

對膀胱而言，若是妳每天喝的水都很多，那麼尿液的成分濃度就很低，這樣排出來的就是淡黃色，而且沒有臭味。反之，尿液中垃圾的濃度很高，排出來的就很黃，而且臭味熏人。經常這樣，尿液裡的廢物就不能全部清除出去，它們在膀胱中慢慢堆積，最後人們就罹患了膀胱炎、尿道結石等疾病。這是因為垃圾在膀胱中堆積多了，尿液就容易阻塞，無法順利排出。

女性朋友們，我們說在申時大量喝水比較好，但是一定是清水或淡茶水才可以。有很多人喜歡喝口感酸甜的飲料或者牛奶、啤酒，每當感覺口渴難耐的時候就把這些當成白開水飲用，這個飲品雖然也有水的成分，但是啤酒會使人體內的檸檬酸變少，檸檬酸可以遏制結石產生；而濃茶中含有大量的草酸，它容易和尿道中的鈣元素結合，形成結石。但是如果在尿道中已經有結石了，那淡茶水也不能喝。

雖然說每天都要大量喝水，可是總有些特殊情況讓我們的膀胱不能總保持清潔，出門遊玩時，做重體力工作時，天氣乾燥時等等，我們都會因為不能喝大量水或大量喝水也無濟於事而讓我們的尿液又黃又臭。在這個時候，不要去購買敗火藥，是藥三分毒。在這個為大家推薦一個魚腥草茶，魚腥草味辛性微寒，有著很好的清熱、解毒、利尿等作用，它能夠很快消除上火，而且對膀胱沒有刺激。

提前買些魚腥草，要煮的時候取出其中的一部分，放入湯鍋中，加入適量的清水，用大火燒開，然後再轉小火，九分鐘左右就可以了。如果妳覺得味道不好，可以再其中調入一些蜂蜜，這樣，妳喝入一些後，過一會兒就可以去廁所小便去火了。

讓女性身體「金城湯池」的膀胱經

隨著女性開始獨立經濟，很多職業疾病已經不再是男性的專利，女生也成了眾多疾病的攻擊對象，因此，女性朋友們開始注意自己的身體健康，去外面養生館花錢做保健。這些保健主要內容就是按摩、拔罐、刮痧等等，雖然它們的功效不大相同，但是它們有一個共同點，就是治療的部位都是背部。妳發現了嗎？

為什麼都要在背部進行保健呢？又不都是背部出了問題。其實，在背部有著一條很長的經脈，它就是膀胱經。膀胱經控制著人體的排毒狀況，如果有外邪進入體內，這條暢通的經絡就會很快的將毒素排除。這樣一來，我們的身體就會不容易得病。那麼按摩師在我們背部進行刮痧或拔罐，都是在打通膀胱經，讓氣血更多的進入這條經絡，加快它排出毒素的速度。但是膀胱經沒有能量讓氣血流入其中，它是如何讓更多的氣血流入的呢？這就是腎臟的功能，腎經和膀胱經相連，腎氣可以協助膀胱經排毒。因此，對背部進行按摩活躍了膀胱經的同時，也讓腎臟發揮了其潛在的供應能力。

有一位四十歲左右的女性朋友在一家外商企業公司工作，每當自己在辦公室中剛坐下幾個小時，後背就感覺很難受，但只要一站起來，背部就沒事了。這樣一來，大大降低了她的工作效率。她以為是自己晚上沒睡好，落枕了，然後又被晚風吹到了的緣故。可是過些日子，她的背部還是難受。於是她就和朋友說了這件事，她的朋友雖然也不太清楚她到底是怎麼了，但是最後告訴了她一個方法，就是敲打膀胱經。沒過多久，她坐時間長了，腰已經不會感覺難受了。

在外面我們看到有很多按摩館，這些場所就可以讓妳排出身體的毒素，讓妳心情舒暢。其實，不僅在後背有很多膀胱經，在腿上、腳上都有，比如委中穴，它在膝蓋裡側中央的地方。只要妳的後背或是腰部出現了疼痛或者疾病，都可以透過按摩這個穴位來調理。此外，如果妳的鼻子阻塞了，不通氣，那麼，按摩這個穴位也是有幫助的。按摩的時候可以側躺，然後用大拇指按摩。

再比如承山穴，這個穴位對於減輕腿部的疼痛很有作用。那麼怎麼才能找到這個穴位呢?當妳踮起腳時，妳就會發現在小腿肚上有一塊鼓起來的地方，在它下面凹下去的地方就是這個穴位了。經常按摩不僅能讓妳擁有完美的小腿，還能加快體內排毒的速度。

還有一個很重要的穴位，就是至陰穴，這個穴位對於女性朋友們來說，絕對是一個寶貝。因為經常針灸這裡，對很多婦科疾病都會有所療效，例如：月經紊亂、痛經、乳痛等。

正確按摩膀胱經，我不再是「敏感」的女人

過敏體質的女人對「過敏」這兩字一定深有感觸，有些時候，對化妝品過敏，對美味的海鮮過敏，對桃花過敏……很多美好的食物，過敏體質的女人都不能靠近，這讓她們感覺自己很不幸。上面提到的「有些時候」指的是她們的身體狀況不是特別好的時候。在這個時候接觸過敏源，她們就會發生過敏現象。這些過敏源主要包括：廢氣、生冷食物、溫差等等。

過敏並不是小事，雖然有的時候它只會讓妳十分不舒服，但是有些過敏妳若不及時醫治，就有可能會導致死亡。因此，凡是過敏體質的女性朋友，妳們都應該重視起自己的身體，找尋一種可以改善體質的方法。在這裡為大家推薦一種方法，就是按摩足太陽膀胱經。

在《靈樞．經脈》中有記載：「經脈者，所以能決死生，處百病，調虛實，不可不通。」可見，經脈對於我們的身體健康不可分離，它對很多疾病都有調理的作用，因此，對於過敏體質的女性朋友們來說，只要選擇一條可以抗擊過敏的一條經脈，再加以調理

就可以，那麼這條經脈就是足太陽膀胱經。這條經脈非常長，差不多可以達到身體的任何一處地方。

在人體的後背上有足太陽膀胱經，而在這條經脈上有不少俞穴，這些穴位可以與身體內的臟腑器官相連，長期按摩這些穴位，就可以調理五臟六腑，特別是能夠逐漸改善愛過敏女性的體質。這些穴位靠近脊椎四公分的地方，每天按摩二十分鐘就可以了。

張小姐的過敏性鼻炎已經跟隨她有幾年了，只要出門沒有戴口罩，一點微風就能讓她一把鼻涕一把淚的。尋醫兩三年也沒有什麼起色，但是後來她每天都去一位老中醫那裡去做冷灸，慢慢的，她在有微風時候出門已經不會發作了。

那麼老中醫是怎麼治療張小姐的呢？老中醫選擇白芥子、細辛、甘遂這三味藥作為冷灸時食用的藥物，並用薑汁將這三味藥混合在一起，然後將這混合物貼在大杼、膏肓、風門、脾俞、肺俞、腎俞這些穴位上，每次貼兩個穴位。注意在貼穴位前，在貼穴位的那一面藥物撒上一些麝香，三個小時左右就可以了，但需要注意的是，麝香對孕婦可能造成傷害。

其實，不管是過敏性鼻炎還是過敏性體質，都是腎的問題，只有腎強壯了，過敏體質才能夠真正有所改善。甚至可以澈底和「過敏」說拜拜。除了我們在案例中所提到的穴位外，經常按摩任脈上的關元穴、腎經上的太溪穴，對於改善體質來說也是十分重要的。長期堅持刺激這些穴位，妳一定可以看到效果。

第十章　酉時

——腎保養好了，每個女人都能活力四射

腎精——女性身體裡的黃金

在生活中，我們可以使用金錢買來一切我們想要購買的物品，而人體中的唾液、血液、消化液、內分泌液等物質，都需要依靠腎精才能夠出現，而這些物質都可以讓女性更加美麗、健康，因此，腎精就是女性朋友身體內的黃金。當女性的身體中沒有足夠的腎精了，身體就會虧損，出現月經不調、痛經，甚至是不孕、過早衰老等病狀。腎的一項十分重要的功能就是藏精，是人體產生元氣。所以想要擁有充足的腎精，就必須養好腎。

如果妳不想讓自己提前衰老，想要享有做媽媽的權利，那就要讓身體中的心火向下走，使腎水不再冰冷。否則心火過衝，就容易長痘痘、口乾舌燥，而且還會使頭髮容易變白、斷裂，所以，女性的體內一定要達到一個平衡的狀態。

若是女性沒有一個很好的腎，那麼她的卵巢和子宮就會因為沒有足夠的營養供給而日漸衰落，時間長了，就會導致閉經，沒有性慾，不孕等病症。此外腎功能不強，女人就很難有一個傲人的身材，胸部不會豐滿，臀部不會凸翹，而且在大腿處還聚積著大量的毒素以及脂肪，思維遲鈍，很容易腰痛。

有一位女士，曾經頭髮非常濃密，但是現在每天起床照鏡子梳頭，都會掉下一大把頭髮，起初她並沒有太注意，但是連續一個星期，她的頭髮都是這樣的脫落，看得她很心痛，而且自己的腰背還經常感覺到痠痛。於是她就去諮詢醫生，醫生說她是腎精不足，需要補補腎了。經過一段時間的調養，這位女士的頭髮慢慢不再掉了，做起事情來也很有精神。

那麼，到底是什麼靈丹妙藥讓案例中的女士恢復了腎精，讓身體更加健康了呢？醫師僅僅推薦了四種方法：

1．**太極拳法**。在打太極拳時，身體需要以腰部為軸來進行一系列運動，而我們人體的腎臟就位於腰部，經常轉動腰部，腰部的氣血就得以通暢，對於腎臟可以有很好的保健作用。腎虛的女性腰部很容易就會感到痠痛，所以使用這種方法進行鍛鍊，可以讓腰部更有力，從而養護腎臟。這項運動特別適合體質虛弱的人。

2．**按摩腰部**。兩手的手心相對，然後互相搓擦，讓手心生熱，接著直接將兩手置於腰部之上，最後上下搓擦，等到腰部有溫熱的感覺後就可以了，每天做兩次，分別早晨和夜晚做。

3．**搓擦腳部**。在腳底有一個湧泉穴，可以用手搓擦這個穴位。若是找不好這個穴位，就用雙手分別搓擦腳心，腳心上的穴位非常多，長期按摩這些穴位，就可以達到補腎健身的作用，從而改善頭暈、失眠、耳鳴等腎虛的症狀。

4．**收腹縮肛**。選擇自己喜歡的一個姿勢，仰躺或站著都可以，摒除內心的雜念，放鬆全身的肌肉，然後吸氣時收緊腹部，縮緊肛門，吐氣時就放鬆腹部和肛門，重複進行三十次左右就可以了。這個動作可以促進盆腔及其附近部位的血液循環，可以讓性器官更好的恢復，改善女性由於缺乏腎精而造成的性慾降低的症狀。

以上四種方法，選擇一種，長期堅持下去，就可以逐漸改善腎精缺損的症狀，特別是太極拳法。經常練習太極拳既可以讓女性擺脫腎虛，還可以上女性的整個身體狀況得到很好的調理，從根源上提高女性的身體水準。

另外，在飲食上也應該注意要選擇可以滋補腎臟的美食，下面有幾個食譜是專門針對女性補腎的，做法非常簡單，大家來學學吧。

1．**芹菜蛋羹**。準備適量的芹菜、蛋黃、麵粉以及濃肉湯，將芹菜洗淨放入鍋中，倒入清水煮一會兒，然後再放入麵粉、蛋黃以及牛肉湯，開鍋後就可以飲用了。

2．**胡蘿蔔羹**。準備適量的胡蘿蔔和冷牛奶，注意牛奶要加熱過的。將胡蘿蔔切成絲放入杯子中，然後向其中倒入冷牛奶，攪拌均勻後加少許鹽就可以了，每日喝三次，一天中的飲用量控制在一杯以內，堅持每天都喝，持續一週妳就會看到效果。

3. **豆蔻奶汁**。準備適量的芹菜、蔥、優酪乳、豆蔻肉末，分別洗淨芹菜、蔥並切絲放入碗中，然後向其中倒入優酪乳，再放入豆蔻肉末以及少許精鹽，最後放入冰箱，每天早上喝半杯就可以了。

4. **蜂蜜果丁**。準備適量的核桃仁、葡萄乾、無花果以及杏乾，然後將核桃仁用刀壓碎，放入碗中，再將其他物品一併放入其中，最後倒入適量的蜂蜜就可以了，每天取一勺加水調和飲用就可以了。

女性補腎，酉時是最佳選擇

傳統中醫學有這樣一句話：「男怕傷肝，女怕傷腎。」由此可見，補腎不僅對男性重要，對女性也是非常的重要。

中醫認為，如果從補腎的角度看，女性的需求要遠勝於男性，因為女性有經、孕、產、乳、帶的獨特生理特點，腎精和陰血是源頭。所以，腎精、陰血在女性身體內是非常容易損耗、短缺的。而且很多女性還會得腎臟類的疾病。因為在通常情況下，女性的免疫力不如男性的免疫力強，所以，一些諸如色斑、痤瘡、皮肌炎等都是自身免疫力差造成的疾病，自然也是女性的常見疾病。

尤其是發展迅速的現代社會，當免疫系統在受到損害之後，腎臟自然就會受到不同程度的傷害。

除此之外，由於女性的尿道很寬，直通膀胱，很容易引起膀胱炎等疾病。如果這些疾病在發病期之前的潛伏期沒有受到控制，就會慢慢轉化成腎炎。因此，女性人群是腎病多發的群體。

越來越快的生活節奏，現代讓女性承受的競爭壓力也越來越大，特別是對於一些年輕的職場女性，在職場當中受到不小的衝擊，以及自身感情問題的困擾，這都是她們壓力的來源。

所以，現如今脾氣大、易衝動發怒成為了現代女性的共性，甚至很多女性還會杞人憂天，多愁善感。由此我們就會發現，現代女性是一個情緒很不穩定的群體，她們長期處在鬱悶的情緒下，自身的免疫力逐漸下降，那麼腎臟的虧損也比較嚴重。

女性的腎臟虛弱的表現有：一般腎虛的女性朋友，頭髮缺少光澤，舌燥口感、面色灰暗、面容憔悴；嚴重的還會出現很重的黑眼圈，反應低下，喉嚨長痛。時常出現耳鳴、尿血、視力下降。除此之外，還會有尿急、尿頻，早上經常腹瀉，冬天怕冷，月經不調、頭暈體虛、小腹脹痛的跡象。

林小姐是一家公司的主管，她從小就是非常柔弱，結果等到長大結婚之後，有一段時間，因為經期時間很長便去看醫生，但是沒有生病的跡象。可是等到生完孩子之後就開始掉頭髮。最初她覺得是洗髮精的原因，於是就開始不停的換洗髮精，頭髮還在掉。而她非常愛美，堅持留頭髮，有的時候洗頭髮，如果保持的時間過長，經常就會覺得腰部痠痛，當身邊的朋友知道這件事以後，提醒她可能是腎出現了問題，最後她選擇了去看中醫，結果醫生把脈之後斷定是腎虛。

其實，大多數女性都會存在腎虛的情況，那麼對於女性朋友來講，怎樣才能補腎呢？

1．吃一些補腎的食物

補腎的食物的種類很多，對於女性來說山藥是最好的補品，有很好的補腎強精的作用；栗子也有壯腰補腎的功能。除此之外，要想補腎，切忌不要吃油膩生冷的食物，比如說黃瓜、蘿蔔、甜瓜、黃瓜、柿子及油炸類的食物；更不應該吃辛辣的食物，比如辣椒、洋蔥、茴香、薄荷、胡椒等。

2．縮肛運動

女性朋友可以在不同的地方、不同的時間做這個運動，如果是一個很良好環境那就最好不過了，自己全身放鬆下來，自然的呼吸：呼氣時做縮肛運動，吸氣的時候非常放鬆，連續做了三十次左右。女性朋友不應該小看這個運動，這非常有利於補腎，而且還可以預防年老的時候就會大小便失禁。

3．按摩護腎

在身體中，腳底的湧泉穴就是濁氣下降的地方，女性朋友應該經常泡腳，一邊搓腳心。除此之外，還可以活絡經脈，這樣可以疏通腰部的經絡，還可以補充腎氣；在閒暇的時候用手指為腰部做按摩，這樣就可以有補腎納氣的作用。

產後媽媽補益養血、強腎壯陽的祕訣

經過辛苦的懷胎過程，產婦終於可以身輕如燕、跑走自如了。可是不要以為產下寶寶的媽媽就不需要再補充營養了，產下寶寶後的產婦還要給寶寶準備充足的奶水，無論是白天黑夜都要照顧小寶寶的吃喝拉撒睡，她們的睡眠時間非常少，所以一般剛生完寶寶的媽媽都有腎精、氣血不足的症狀。那麼如何來為新媽媽滋補身體呢？

在滋補身體的問題上，一定先要弄清應該吃些什麼食物以及如何吃效果最好。最好的方法就是對症而補。胎兒在母體腹中時，都會消耗母體的精、氣、血，長期如此，母體就會處於虧損狀態，而在胎兒孕育足月時，母親為了省下它還要損失大量的精血。從寶寶出生再到寶寶不喝母乳的時候，新媽媽才開始恢復體內的精血。在這期間，雖然媽媽的身體沒有出現疾病，但是其體內的腎臟卻一直處於透支的狀態，隨時都在面臨疾病的威脅。因此，產後媽媽一定要補腎，那麼燉湯是最好的選擇，比如羊脊骨燉花生米。它的做法也不是很難。

1．在市場上買一具羊脊骨和一些花生米，再準備適量的大蔥和生薑。將羊脊骨用清水洗淨，剁成塊狀盛入盤中備用生薑切片，蔥切段，花生米洗淨泡在水中三十分鐘左右。

2．將羊脊骨塊倒入鍋中，在其中加入適量的清水，燒開用勺子撈走泡沫，接著在其中放進花生、生薑片，然後蓋上鍋蓋，用小火燉。

3．當肉燉爛時，將蔥段、精鹽放入其中，然後就可以食用了。

這道湯有很好的滋補作用，一頓要吃兩碗，連續吃上一段時間。最健康的烹飪方法就是蒸、燉，這兩種方法都可以將食物的營養充分的吃進人們的腸胃中，蒸，營養物質都在食物中，損失的營養物質非常少；而燉，營養物質差不多都在湯中，是最滋養的烹飪方法。很多具有滋補作用的烹飪方法大部分都是燉煮。就像我們為大家推薦的羊脊骨燉花生米。在肉類中，羊肉是最好的滋補良品，《神農本草經》中這樣說：「羊肉味甘性溫熱，入脾、腎二經，具有益氣補虛、溫中暖下、強身健體之功，最適合體虛之人食用。」中醫上講，調理脾胃可以使血氣充足，而調理腎臟則可以強化體內的精、氣、血，羊肉可以滋補脾腎兩臟，那麼益精、利血、調氣的作用就會更加強大，所以羊肉絕對是產後媽媽最佳的滋補食品。

現在我們來看看花生，它也可以滋補氣血，養護脾胃，它的品性很溫和，任何人都可以食用。《本草綱目》記載：「花生悅脾和胃，潤肺化痰，滋養補氣，清咽止癢。」從這我們可以得知，花生不僅能夠補胃健脾，還能夠加強氣血生化的能力。在媽媽努力的生下寶寶後，體內的精血以及津液大量流失，體內沒有充足的津液了，就會很容易出現便祕或痔瘡等病症。那麼在這時，就多吃一些燉花生吧，課題讓新媽媽遠離這些煩人的病症。此外，花生有安神益腦的功效，所以正在哺乳期的媽媽吃些燉花生，還可以讓寶寶更加聰明。

如果將這兩者結合，一起做一道滋補湯，那麼一定會讓產後的新媽媽盡快恢復體內的精血，健康的新媽媽才能擔任起撫養寶寶的重要責任。所以，剛剛生下寶寶的新媽媽們都來試試這道美食吧，找回年輕健康不是夢。

正確補腎，女性也能「腎氣」凌人

一般人都會認為，只有男性才會出現腎虛的症狀，「腎虛」這個詞和女性沒有任何關係。《黃帝內經》中這樣說：「女子七歲，腎氣盛，齒更髮長；二七而天癸至，任脈通，太衝脈盛，月事以時下，故有子；三七，腎氣均勻，故真牙生而長極，身體強壯；五七，陽明脈衰，面始焦，髮始墮……。」可見，女性一生的身體都與腎相關聯，腎臟出現問題了，身體健康就會受到威脅。

當代女性都加入了上班族的行列，由於生活以及工作上的種種壓力，再加上平時不注意保養，腎虛就很容易侵入人體。這時，大街上鋪天蓋地的補腎廣告就會也緊隨而來，但是購買了很多種類的補腎產品，錢花也沒少，腎虛卻沒有起色，甚至陷入越補越虛。這是為什麼呢？

「腎虛」可以分為陰虛和陽虛這兩種情況，每個人的情況都需要診斷後才能得知，在這之前就胡亂購買市場上的補腎產品進行補腎，可能會如果不對症下藥，就可能越補越腎陰虛。腎陰虛的人經常會感覺潮熱、手腳心燥熱；腎陽虛的人，會經常感覺腰痠，面色蒼白、手腳冰涼……這些人往往會在發現症狀以後就立即吃補藥，甚至有些人以為腰膝痠軟是缺鈣的表現，大量服用鈣片。在不清楚自身症狀之前，絕對不能自己胡亂給自己的身體下定義，如果過量服用過量參類補品，不僅會讓人的食慾下降，還會讓女性發福。

任何藥補都比不上食補。是藥三分毒，一般藥物過量食用都會產生副作用，如果再買到假的補腎藥品，那可真是賠了金錢又損害身體。在市面上有很多可以補腎的食物，價格也絕對沒有那些補腎藥品高昂，而且沒有任何副作用，讓人吃了放心，這些食物有：

山藥。性平，味道甘甜，不但可以對肺、健產生很好的作用，還可以滋補腎臟。無論男性還是女性，只要是腎虛，就可以經常食用它，食用方法可以選擇蒸食或煮食。

干貝，可以滋腎養陰，所以腎陰虛的人食用干貝比較適宜。

鱸魚，可以既能補脾健胃，又可補補肝腎健肝，益筋骨，可以說對身體是非常好的。

栗子，它也可以滋補腎臟，對於有腎虛之症，並伴有腰部疼痛的人來說，它是最好的選擇。

枸杞子，性平，味甘，可以有補腎健肝、益精明目等作用，經常攝食還可以增加壽命。

除了以上補腎食物外，何首烏也是很好的補腎食材。女性朋友們可以針對自己的自身狀況，選擇適合自己的補腎食材。經常食用，妳就會看到效果。但是一定要注意，像番茄、黃瓜、柿子、蘿蔔辣椒、薄荷、菊花等這樣食物，腎虛的人一定要遠離它們。

在冬季到來的時候，天寒地凍，刺骨的北風會穿透層層棉衣，最終讓我們身患風寒。想要提高禦寒的能力，就要適當的補補腎氣。下面有幾款很好的補腎氣的養生粥，女性朋友們可以學一學：

1．**枸杞粥**。用涼水清洗適量的白米和枸杞，然後將白米放入煮粥的鍋中，倒入適量的清水，接著在白米快要煮熟的時候，加入枸杞，再等上幾分鐘就可以食用了。

2．**板栗粥**。這種粥的做法有點麻煩，可以採取兩種方法。（1）栗子去殼，磨成粉狀，然後和粳米一同上鍋煮。（2）先將栗子煮熟，然後去掉外殼，用刀壓成栗子泥，最後放入粳米中一起煮熟。

3．**韭菜粥**。將白米和白米用涼水洗淨，白米放入鍋中，加水煮熟後，放入切碎的韭菜，稍等片刻就可以食用了。

4．**羊肉粥**。準備適量的羊肉片、粳米、蔥、薑、精鹽。將粳米放入水中，煮開後放入羊肉片、蔥、薑、和少量鹽，煮熟後就可以了。

關心腎臟，養出烏黑亮麗的長髮

每個電影中都有一個長髮飄飄的女性，而在我們的生活之中，那些披著一頭烏黑飄逸長髮的女性也總能在第一瞬間吸引我們的眼球。烏黑的頭髮非常吸引人，那是生命旺盛的象徵。然而有很多女性並未到達頭白色衰的年齡，頭髮就已經花白了，這真的很讓人痛心。

為什麼會出現這種狀況呢？年紀輕輕，卻為何頭髮花白、乾枯？《黃帝內經》中記載「腎藏精，其華在髮」，而「腎虛髮墮」。可見，頭髮的乾枯、花白、掉落都是與腎虛緊緊相關的，那麼這些頭髮乾枯、花白、掉落的女性就十分有可能是因為腎氣不足精血衰落。

如果一個人有足夠多腎氣，那麼他就會充滿精力，氣血通暢，而「發為血之餘」，所以氣血足且暢通，那麼毛髮就會旺盛。但是如果腎氣不足，腎也會提前衰退，那麼就容易生病，毛髮乾枯無光澤、慢慢變白，甚至脫落。

因此，如果妳頭髮白了去染髮是十分不明智的做法，治標不治本，而且那些化學藥劑可能還會為妳帶來癌症。從根本上解決問題才能夠徹底遠離白髮，那麼我們應該多注重保養我們的腎。女性腎虛，毛髮就會不健康，陰虛的人面色還會發紅，牙齒不牢固，這些問題看上去很不起眼，但是已經證明了妳的腎出現了問題。那麼只有腎健康了，我們的毛髮才能旺盛，面色也會健康，牙齒也才能更加牢固。

但是，在日常生活中，很多女性為了跟上社會的節奏，在飲食上很不在意，每餐都是隨便應付而過，殊不知這樣的生活已經讓妳慢慢走向腎虛的道路了。現在我們來看看妳在平時的哪些舉動傷害到了腎。

1．**不按醫生囑咐吃藥**。女性深深的受到家庭與工作的壓迫，經常會出現一些疾病，為了省事，就會去診所買一些藥自己治療。但是很多人會誤判自己的疾病，於是就出現了胡亂吃藥的症狀。這些藥物最終會溶於尿液中，而尿液會經過腎臟被濃縮，因此，腎臟中物質的濃度就會升高，若是沒有正確服藥，就會讓腎臟處於危險之中。

2．**經常喝飲料**。腎臟可以調節體內的酸鹼度，而經常大量的飲用運動飲料和軟性飲料就會間接的傷害到腎臟器官。

3．**酒後喝濃茶**。酒後喝濃茶可以解酒，但是也會嚴重的損傷到我們的腎臟。在茶葉中含有茶鹼這種物質，它可以讓尿液更快的從體內排出，但是剛喝完酒體內的究竟還沒有完全分解，這時從便從腎臟排出，究竟會刺激到腎臟，從而受到傷害。

4．**食用太鬆軟的麵包**。麵點師傅在製作麵包和蛋糕的過程中，會加入一種名為「溴酸鉀」的添加劑，這樣可以使這些糕點更加富有彈性，咀嚼起來非常鬆軟，這樣的麵包雖然美味，但是經常食用會傷害腎臟器官。

5．**吃肉太多**。根據每個人體重的不同，每天所攝取的蛋白質含量也不相同，但是每個人每天所攝取的蛋白質必須是定量的。食用太多肉，蛋白質攝取過多，或對腎臟造成很大傷害。

6.**食用果蔬不當**。通常人們都認為蔬菜水果對身體有益，但是如果腎不好的人經常大量食用蔬菜水果，那麼就會對腎臟造成傷害，因為它們中都含有很豐富的鉀元素，鉀元素會增加腎臟的負擔，從而對其造成嚴重的傷害。

7.**很少喝水**。很多人不喜歡一點味道都沒有的水，但是我們人體經過新陳代謝所產生的廢物都需要水的說明來排出體外，如果沒有水，腎臟就會受到比其他臟器更大的傷害。

以上這些不良的生活習慣，妳是不是一直都沒有注意到呢？這都沒相關係，只要妳從現在就開始注意，為時不晚。在平時要養成愛喝水的習慣，少喝飲料和啤酒，正確服藥，少食鹽……除了要注意以上這些，改善一下飲食和習慣也可以讓我們遠離腎虛。例如：

1.**食用褐色的食物**。《黃帝內經》中記載「腎色黑，宜食辛」，也就是說，腎臟所對應的食物是黑色的。這些視頻在我們的生活也比較常見，比如香菇、木耳等等，經常攝取一些就能夠滋補腎臟，促進腎臟的新陳代謝，逐漸改善腎虛的症狀。

2.**一天六顆栗子**。板栗含有多種營養物質，其中所含的維他命C以及胡蘿蔔素都比其他乾果要高，而且它還可以滋補腎臟，最適合腎虛、雙膝無力的人食用。

3．**不穿露腰裝**。腎臟在人體中的位置在腰部，經常穿過短的上衣，露出腰部，就會讓腰部受寒，從而影響腎臟的正常功能。只有保暖好腰部，腎臟的血液循環才能夠更加良好，增強腎臟功能。

注意到以上幾點問題，妳的腎就不會受到傷害了，但是想要擁有黑亮的頭髮，還需要下點功夫，好好補補我們的腎臟，那麼應該如何補呢？最佳方法是按摩太溪穴。這個穴位對於人體全身來說，都具有大補的作用，是腎經上的原穴，腎經上的所有元氣都集中於此。挑選這個穴位的時候，應該坐在椅子上，用其中一條腿壓在另一條腿之上，這個穴位就在足內踝與跟腱之間凹陷的地方。這個穴位主要是用來補陰的，因此，用手按摩，而不用針灸。

找準穴位後，選擇五指中比較有力的一根手指的關節處，然後彎曲關節，按照從上到下的順序，進行刮揉，力度不可太大，有痠脹感就可以了。按摩的時間選擇在一天之中陰氣最重的時候，也就是晚上九點到十一點之間這段時間。此外，還可以切片人參貼在這個穴位上，然後蓋上醫用紗布，再用醫用膠布固定住人參片，貼夠十二個小時就可以了。

一年中的任何時候妳都可以按摩這個穴位，特別是冬天，天氣比較乾燥，要多按摩一些，按摩的時間也要拉長，可以防燥補陰。但需要注意一點，如果妳在夏天按摩這個穴位，按摩的時間不可太長，因為這個時候的溼氣本來就比較重，再補陰補多了，結果就會適得其反。

適量吃鹽，啟動元氣

腎藏精，是人體精、血、氣的源頭，元氣也存在其中，有它的存在，我們的身體才有溫度，才有從裡向外迸發出來的活力。但是用什麼才能讓腎真正調動起元氣來呢？當然是用鹽，鹽是鹹的，那麼為什麼不能是其他味道呢？

在中醫看來，五味入五臟，而《黃帝內經》中記載「鹹入腎」。可見，鹹味是要入腎的，這是由於它能夠調動腎臟中的元氣，讓體內的各個機能都正常「工作」，從而可以使身體迸發出無限活力。

因此，我們一定要把鹹味加入早餐之中，經過一夜的睡眠後，身體的一切機能都會慢慢加快運轉，包括元氣，那麼，在早上吃些有鹹味的食物，就能夠喚醒體內的元氣，讓早上上班途中的妳就充滿了活力，這樣能夠讓妳更快的進入工作狀態，從而更好的工作、生活，但是有些人不喜歡吃鹹的食物，他們的早餐也不是鹹的，他們喝甜牛奶、甜豆漿，吃的麵包中也含有糖分，還有一部分人甚至從來都不吃早餐，那麼這些人應該如何調動體內的元氣呢？有什麼辦法來解決這些問題？

首先，喜歡吃早餐的人，盡量在早餐攝取一些有鹹味的食物，比如鹹菜。那麼，不喜歡吃早餐的人，可以用淡鹽水漱漱口，漱口的時候必須要讓淡鹽水在嘴中停留一段時間，然後吐出，重複幾次就可以了。這樣的做法一樣可以調動腎中的元氣，這是因為腎經的一條分支通往舌頭的下面，口含淡鹽水，鹹味就可以透過這條分支進入腎臟了。這種方法雖然直接，但是有弊端，不可以經常這樣在早上只喝一杯淡鹽水，因為人體需要吸收食物中的營養來為腎臟提供充足的氣血，淡鹽水不能滿足腎臟的需求，長期如此就會加速腎臟虛弱、衰竭。因此，這種方法只適合應急而用。早上吃早餐也能從根本上解決問題，即使自己不想吃，也要逼著自己吃一些，時間長了，不吃早餐還會使妳感到難受。

如果是在夏季酷暑的時候，人們在室外活動會出很多汗液，總是喝水也解絕不了口乾舌燥的症狀。這時，家裡的長輩就會告訴我們喝些淡鹽水就好了，這時為什麼呢？因為汗液屬於津液，來自血液，而中醫認為「津傷氣耗」，所以津液流失，就會導致元氣耗費，在這個時候攝取淡鹽水可以使元氣盡快調節過來，維持體內氣血的正常運轉。此外，我們的血液以及淚液都屬於津液，每天攝取的鹽分會進入津液一些，因為除了腎臟，身體也需要鹽分。

《黃帝內經．素問．生氣通天論》中記載「味過於鹹，大骨氣勞，短肌，心氣抑」。鹹味入腎、養腎，但是過量就會適得其反。特別是在冬季，寒與水氣相應，水生鹹，鹹入腎。在冬季一定不要食用太多的鹽。一天之中，元氣不可能是用之不竭的，因此，過量攝取鹽，就會讓元氣過早耗光，那麼就會造成腎氣缺乏，出現腎虛的症狀，甚至過早衰竭。因此，早餐吃鹹，晚餐就應該清淡一些，這裡的清淡不只是不攝取脂肪，而且要少鹽。這樣才能讓「工作」一天的元氣休息一下。如果在夜晚還要讓元氣「工作」，那麼長期如此，不只是腎臟，身體中的一切代謝問題都會發生故障。

對元氣最好的保養方法就是休息，人需要每晚睡覺，也是為了恢復體力和精力，那麼元氣也是如此，在適當的休息之後，在第二天才能很好的運轉起來。每天適量攝取鹽分，調動體內的元氣，讓身體氣血充足，更加健康。

寒冷冬季，正是補腎好時節

冬季到來，天地間一片灰白，陽氣深藏，陰氣旺盛，所有的動物不是遷移到別處，就是在洞穴中養精蓄銳。而人體的陽氣也會深藏，一切的生命活動都需要腎臟為人體提供能量。而且腎臟負責收集少陰之氣，以讓人們在溫暖中度過冬季。寒氣與腎臟相通，如果有寒氣入侵人體，那麼腎就是第一個受到傷害的，所以，在這個時候，人們必須養好自己的腎臟，一旦腎臟出現問題，人的健康就會受到威脅。想要養腎就要注意保暖身體。

1．**飲食保暖**。在冬季，人體的熱量比較容易散失，所以應該多食用一些產生熱量多的食物。例如：羊肉、山藥、白薯、板栗等等。而且寒與水氣相應，水生鹹，鹹入腎。鹹過多會傷害到腎臟，所以冬季應該少吃鹽。此外還可以食用一些黑色食物，例如木耳、香菇等等，因為黑入腎，黑色的食物對腎臟有好處。如果腎臟功能不好，那麼在冬季就要遠離具有寒性，或生冷的食物。

2．**起居保暖**。《黃帝內經》中記載「早臥晚起，以待日光」。也就是說，在冬季，應該早點上床睡覺，第二天早上要伴隨著陽光晚點起來。另外，在這個時候，應該特別注意不要讓雙腳處於冰涼的狀態，人的雙腳因為遠離心臟不能獲得做夠多的血液，所以很容易受寒氣侵襲，這樣對心臟、腸胃，以及腰腿都是十分不利的。

3．**運動保暖**。如果在冬天不適當的做些運動，那麼身體就容易感覺寒冷，其實，人們在這個時候應該去戶外感受冬天的寒冷，在寒冷中運動，會促進身體的新陳代謝，熱量增多。但是注意這些運動都不要太劇烈，避免身體出大汗，使人易感風寒。像走路、慢跑、氣功等等這些運動時比較推薦的。

4．**調整心情**。在中醫看來，神藏於內。因此，人們應該讓自己的內省以及精神都處於安靜的狀態之中，不可讓情緒左右，被壞情緒影響。就這需要我們能夠在心情不好的時候積極去調整自己的狀態了。

冬季是補腎的最好時節，有些人了解這些可能就會去購買補腎藥物，他們覺得這樣補腎更簡單，更有針對性，但是市面上很多藥物以及保健品並不科學，甚至有些是假冒偽劣產品。吃了對人體還會有害，其實對於大部分人來說，在食補的基礎上注意保暖腰部就是對腎臟的最大寵愛了。人的腎臟藏於腰部，而腰部是很寒冷的，所以我們冬季防寒的重點就是保暖腰部，這是建立在全身都防好寒的基礎上進行的。而且那些腰部有疾病的人士更需要保暖腰部，應該時刻避免讓身體受到風寒。那麼究竟如何保暖腰部呢？這裡有些小動作，經常做做妳的腰部就會充滿熱量。

1．**拍打胸背**。手臂交叉，左手拍右胸，右手拍左胸，然後再用左手拍右背，右手拍左背。

2．**前屈後伸**。自然站直，雙腳分開，與肩同寬，兩手扶住腰部，保持下身不懂，向前伸展腰部，然後向後拉伸腰部，這兩個動作一共做二十次左右就可以了。

3．**交替叩擊**。身體自然站直，雙腳分開，與肩同寬，稍微彎曲一下雙腿，然後向兩側旋轉腰部，這時雙手就會隨之擺動起來，兩手握成拳頭，在搖擺的同時敲擊腹部和腰部，持續二十五次左右就可以了。

4．**轉胯迴旋**。身體自然站直，雙腳分開，略比肩寬，兩手扶在腰上，以腰部為轉軸，旋轉腰部，速度要慢，然後再慢慢加快，持續做十五次左右就可以了，此外，要注意身體不能誇張的搖動。

5．**雙手攀足**。身體自然站直，放鬆肌肉，雙腳分開，抬起雙手過頭頂，然後身體向後仰，直至不能再仰下去為止，停留一段時間，然後身體向下彎曲，雙手盡量觸摸到地面，這個狀態維持一段時間，接著恢復到初始狀態，重複做十二次左右及可以了。另外，體質不好的人或者是老年人，在做這個動作的時候應該盡量放慢速度。

第十一章　戌時

——女人快樂的發源地

戌時女性專用心臟養護祕笈

戌時，也就是晚上七點到九點這段時間，日月更替，太陽緩慢下山，月亮就要值班了。這時，地球上的陽氣已經慢慢消散了。按照古人的「日出而作，日落而息」來說，人們在此時應該準備休息了。

若一個人少了一個腎，那麼他還有活命的機會，但若是沒有的心臟，絕對沒有活命的可能。心臟在我們人體中的作用很重要，它主要負責將人體的血液輸送到全身各處，掌控人的精神、意識、情緒等。如果人的心臟功能沒有異常，那麼就能夠為全身輸運血液，並能很好的控制自己的情緒和意識。若是心臟功能不正常，就可能會使出現心悸、胸悶、精神難安等症狀。

在很多家庭中都養有狗，有這些狗的存在，人們可以安心的入睡，不用擔心盜賊的進入，狗保護著人們的人身安全。那麼誰來保護我們的心臟呢？它就是心包。當有外來「入侵」，心包就會擔負起保護心臟的職責，承受「外侵」的傷害，這樣就可以降低心臟的損傷。但是心包也不是百毒不侵的，它很容易會受到情緒的影響。因此，想要養護好心臟，首要就是調理好情緒。

在快節奏社會中生活的人們，整天被煩擾的工作和生活瑣事包圍著，很容易引起內心的波動，而且還沒有時間去靜下心來，安神養氣。在戌時，選擇家中一個清淨的地方，盤腿而坐，修養心神，是個平定內心，安養心神的好方法。這種方法不需要耗費妳多大精力就可以簡單完成，所有人都可以選擇。方法如下所示：

1．在一個非常安靜的地方，可以是臥室、客廳或者房外，然後盤腿坐在地上，雙手自然打開搭在膝上；

2．稍微閉上雙眼，身心要保持平和，無半點雜念，放鬆全身的肌肉；

3．呼吸要有一定的節拍，用鼻子吸氣，並收腹，然後呼氣時要從嘴巴中輕輕的把氣體吐出，也就是說，呼吸要講究深吸慢吐。

這種方法一定要在戌時進行，飯後半個小時左右是鍛鍊的最佳時刻，每日堅持十五分鐘左右就可以。每次鍛鍊完畢後，妳都會感覺身心舒暢、內心平靜。但是一定要堅持下去，這樣效果才會更加明顯。

除此之外，還有一個十分有效的方法，就是「合掌交心」。但是練習這種方法需要有一個前提，就是練習者必須內心平和，在一個安靜的地方，站著、坐著或者盤腿打坐都可以，放鬆全身的肌肉，左手與右手合十，手指相對，手心自然拱起一些然後將其置於胸前；接著要雙眼微閉，使用上面那個方法進行呼吸就可以了。需要特別注意的是，這種方法也必須在戌時進行，只有在這個時候練習，才能夠產生更好的效果。這個動作可以把我們內心中的至誠至善的意念表現出來，因此，在做完後就會感覺內心平靜、充實，比上一套動作還要效果明顯。為什麼會有如此神奇的效果呢？這是因為兩手合十，置於胸前，對準的是膻中穴，這樣可以收斂心包，而心神隨著雙手的聚攏也收斂了。這樣一來，心臟就能夠更好的運轉起來，維持人體的健康狀況。

伸出玉手，快樂隨之而來

送人玫瑰，手留餘香。幫助別人或送給別人禮物，別人快樂的同時，妳也獲得了快樂。就像鼓掌是為了鼓勵和喝彩，自己卻得到了快樂和健康一樣。生活中的掌聲無處不在，妳要妳願意為別人喝彩。

在前些日子，有一篇文章出現在報紙上的「科技生活」版塊，裡面的大概內容為：西方的一些科學家在進行了無數次調查後，終於發現了一個很奇特的現象，那些總是為別人鼓掌的人，他們的身體狀況都非常好，而且比那些不怎麼鼓掌的人的身體要好很多。從這我們可以得知經常鼓掌可以讓自己的身體更加健康。兩隻手掌進行拍打可以提高記憶力、增強思維能力、防止出現老年痴呆症，而且還可以放鬆身體，調理高血壓、便祕、凍瘡等病症。僅僅只是拍手就能有如此神奇之效，真的事很奇妙，這到底是為什麼呢？

在中醫看來，人體的兩隻手掌就是整個身體的一個縮小版，身體上的各個器官在手上都能夠體現出來。而且，手上的經絡是很多的，它們可以和體內的臟器相互通聯，就像是全世界各地都設有大使館一樣，在各地的大使館就是人身體內的臟器，而大使館與國家相互連接的線就是人體內的經絡，大使館的總部中心當然就是手掌了。當我們舉起雙手，進行擊掌時，手上所有的穴位都會受到刺激，這些刺激就會經過經絡作用到體內的臟器上，從而達到了梳理經絡、調理氣血的作用。而以上所提到的疾病的真正問題是出現在了臟器上，所以擊掌可以調節臟腑，也就治療了這些疾病。

我們手上的經絡有六條，分別是肺經、心經、心包經、大腸經、小腸經、三焦經。經常擊掌拍手，刺激了手上的神經，加強了心臟的功能。而中醫說，心藏神，主管人體的思維與精神，所以擊掌對於人體的思維、記憶力都可以有調節的作用。而且擊掌活動了手部，可以有效調理手部麻木痙攣症、末梢神經炎、凍瘡等病症。

實際上，鼓掌能夠有這麼多的作用，不僅僅只是我們刺激了手上的經絡，還帶動了身體上的其他經絡，所以對其他臟腑也有很好的作用，這就是「牽一髮而動全身」。

拍手的方法不僅只有鼓掌，還有很多，比如「交替啟動拍手法」，這種方法可以有效治療失眠、記憶力差、手腳冰涼、疲憊無神等症狀，對於心腦血管疾病也有很好的調理功能。所以，這個方法特別適用於中老年人和工作壓力過大的人們。做法請看下面的介紹：

1．兩隻手的掌心相對，左手手指分別對準右手手指，相互拍打，就和鼓掌一樣，拍擊幾分鐘就可以了，這時，手心就「熱」起來了。

2．用右手的手掌拍擊左手的手背，兩分鐘後，換用左手掌心拍擊右手手背，這樣拍打幾次，就可以使手背「熱」起來。

3．伸展雙手，五指張開，自然彎曲，然後將兩隻手的手指相對拍打，兩三分鐘後就可以了，這樣可以使手指「熱」起來。

在以上三個動作中，從第一項動作開始就要保持平和的內心，閉上眼睛，嘴角輕輕上揚，身體要盡量放鬆，身體全部的意念都要集中到雙手上。

雖然這些動作誰都會做，但是它所有的作用是很不一般的。這些動作及能夠讓手上的穴位完全刺激起來。但是若是想得到更好的效果，就應該在對的時間練習，這個對的時間是戌時，也就是晚上七點到九點這三個小時的時間。因為在這時，氣血會流經心包經，而拍打手部所刺激的也正是與心臟相關的經絡。

俗話說，心手相連。所以以上三步對手部的拍打可以養護心臟，改善全身的氣血狀況，增強臟腑的功能。「動則生陽」，所以拍擊手部也可以生發體內的陽氣，使人精神飽滿，促進新陳代謝。

伸出妳的玉手，加入到鼓掌團隊中去吧，為別人鼓掌正是在為我們自己的健康和快樂加油。

感性的女人，不要讓情緒傷害妳的心包經

在生活中，我們可能看見過很多這樣的女人，她們因為一些小事就暴跳如雷，又或者因為一件小事懊悔不已……這樣大起大落，一波又一波的情緒變化，雖然可以及時散發出我們體內的毒素，但是對於人體的心包經傷害十分大。

情緒都是由心而起，所以心病還需心藥醫，可是心臟存在於身體裡面，我們無法直接對心進行調節，「十指連心」，所以調理心臟可以在讓手來解決。也就是說手可以調節我們的情緒。人在激動的時候就會握緊雙手，在憤怒的時候就會高舉雙手，在害怕的時候就會蜷縮雙手，人在自信的時候會拍胸脯……其實這些都是心臟所表達的「情緒」，她透過心包經在手上展示了出來。

在上一小節我們已經得知我們的雙手上存在著與體內腑臟想關聯的經絡，其中就有與心臟相連的心境和包心經，還有與心臟關係十分緊密的小腸經。而心臟藏神，主神志，所以人的所有情緒都是在心的管理下出現的。心與手又是關係緊密。因此，當心想要表達情緒時，手就會動起來。

從肩膀到中指尖的這段地方都分布著心包經，當我們十分生氣或憤怒的時候，拍桌子或是扔東西都可以疏通心包經，調理氣血。如果我們沒有把情緒適當的宣洩出去，那麼長時間下去就會導致氣血不暢，積郁成疾，被憋悶的情緒弄壞身體。

舉手振臂也可以降低情緒帶給心臟的影響，當妳下決定的時候，可以彎曲手臂肘，振振手臂；當妳信心滿滿的時候，可以拍拍胸脯，這些都可以有強化心臟和神志的功能。此外，這個動作還可以讓我們擺脫緊張的情緒，當我們在緊張的時候，通常手會亂動，不是摸摸鼻子。就是撓撓頭，這樣不僅不能緩解情緒，還使我們越來越緊張，其實，在這個時候妳可以握緊雙手，告訴自己要淡定，一定可以有作用。在手的中指尖上和手心上有兩個學位，可以讓人恢復平靜的內心、通氣利血，它們就是中衝穴和勞宮穴。只要輕輕按壓這兩個學位，就可以讓妳的一切不良情緒消失。

但是，這個方法只能是在沒有辦法的時候應時而用，不能從根源上解決問題。若是妳一再眾人面前講話就緊張，一遇到大一些的場面就會激動的不行，那妳就要重視起來了，因為出現這種情況就說明妳的心臟的藏神和管理神志的功能不是很正常了。妳現在最急需的就是調理心神。調理心神並不難，方法是振臂握拳法，就是上面所提及的兩種緩解情緒的方法，但是不一樣的是使用的時間不能使在情緒產生的時候使用，而是在戌時進行，也就是在晚上七點到九點之間做這兩種動作。選擇一個清淨的地方，集中自己的意念，全身心投入到這兩項鍛鍊中。每天鍛鍊一次就可以了，而且在遇到突發狀況的時候還要做一次，只要堅持一個月，這些傷害身體的情緒就會逐漸減少。

那麼我們為什麼要在這個時候進行這兩項鍛鍊呢？因為這個時候氣血正好流到心包經，它的功能在這時也是最好的，再加上我們這套激發心包力量的鍛鍊法，那麼心臟就能夠更好的得到養護。每天堅持，妳的心神功能就會慢慢得到加強，那些令人緊張和激動的場面對於妳來說就不再可怕了。因此，妳不要覺得這些小動作很不起眼，就連打哈欠、伸懶腰這些動作也可以幫助我們調理身體，安養我們的心臟。在生活中，養生的方法可以說是無處不在，只要我們稍加留神，就能利用它們改善身體的健康狀況。

戌時巧鍛鍊，養胃好時機

戌時，身體的氣血會流至心包經，這絕對是養心的一個絕佳時機，因為心火生胃土，所以這時也是養護胃的一個很好的時候。一般來說，心臟功能很好的人，他的脾胃功能也很強。這樣的人，身體才會有充足的精神。

人們都說胃病要「三分治七分養」，在治療胃病的同時還要注意養胃，這樣才能獲得更好的效果。在養胃時要注意自己的飲食、生活習慣以及精神狀態。戌時補土，我們在飲食上應該注意一下幾點：

1. 試音要有規律，每天定量定時的攝取營養物質，不要因為一天晚上不餓，就省去晚餐，這樣沒有規律的飲食會影響到妳的脾胃功能。
2. 晚飯盡量吃些滋補胃的食物，在吃飯的時候切忌狼吞虎嚥，主食可以選擇矛頭，因為它可以養胃。
3. 晚餐盡量不要食用具有刺激性的食物，酒精、酸辣食物都比較刺激胃壁，在晚餐後也盡量做到不抽菸，不喝咖啡和濃茶，而且胃怕寒，因此，也不要攝食很涼的食物，例如：冰品、冷飲等。
4. 剛剛用晚餐，不要立刻就喝水，如果在飯後飲用白開水，會稀釋胃液，不利於食物消化。人體在進食後的一個小時後喝水對胃比較好。

調理好飲食是養胃的第一步，那麼如果想得到更好的養胃效果，我們在戌時還需要按摩自己的足三里穴，這個穴位可以調理脾胃，活絡化瘀，補中驅邪。但是我們如何才能準備的找到這個位置呢？這需要我們的手來幫忙，雙手合攏，分別蓋住膝蓋髕骨，食指的頂端按在脛骨脊上，中指的頂端所壓住的地方就是這個穴位。找準這個穴位後，用拇指用力按摩兩條腿上的這個穴位，每次保持五分鐘作用就可以了。

另外，人在進食後，一定要活動一下，才對身體最有好處，俗話說：「飯後百步走，活到九十九。」這是很多人都信奉的話，每天吃飯後就出去散步，這樣做到底好不好呢？有一個朋友曾經就一直堅持著自己深信的一種「養生祕訣」，就是在用完早飯和晚飯後，都要出去散散步，這種做法是非常好的，很少有人能夠每天都堅持，但是這位朋友的晚飯每天都吃的比較晚，所以吃完飯後就立即出去走走，這樣才能夠保證按時睡覺。這樣依賴，養生習慣卻成了「殺人凶手」，其實人們誤解了「飯後走一走，活到九十九」這句話了，「飯後走一走」意思是吃完飯後，休息一下再出去散步，而不是馬上就出去。那麼，為什麼不能吃飯後立刻鍛鍊身體呢？

人剛剛用完餐，食物離完全進入胃部還有一段距離，有些食物還正在胃的上部，如果在這個時候做運動，就很容易傷害到胃、脾臟、食道。而且還可能會讓食物在食道中阻塞，無法順利下降到胃。

以上傷害只是很小的一部分，人體在進食後，全身的氣血都會集中到脾胃上，以便使食物盡快的消化掉。假如在這時外出運動，集中在脾胃的氣血就會被分走很大一部分到四肢上，這樣一來，脾胃就會因為缺少足夠的氣血而不能很好的工作。偶爾而為之，沒有什麼大礙，經常這樣，食物長期不能很好的消化吸收，就會使消化系統出現異樣，造成疾病。

在清晨，我們可以觀察一下那些早期鍛鍊身體的人，有些人他們的臉色很不好，雖然他們每天都鍛鍊身體，但是也不能調理過來，這與他們的養生法很相關，吃完飯就立即出來鍛鍊，長期如此，誰的脾胃也受不了。

此外，還有一點大家需要格外注意，「飯後百步走」並不適合任何人，這種飯後活動主要是對經常坐在辦公室工作、身體較胖或身體好的人所說的。若是身體水準不是很高的人，特別是有胃病、心血管疾病、糖尿病等疾病的人在享用完晚飯後，去鍛鍊身體，就極有可能會使病情更加嚴重。因為所有的運動都會促進身體的血液循環，使血液的流速變快，這樣一來，腦部的氣血量就會相應的降低，從而導致暈厥、心絞痛等病症。

因此，飯後要休息一會，再出去活動一下，在這時，那些需要鍛鍊的人選擇正確的方式去鍛鍊一下，不僅可以減肥瘦身，還可以讓身體更加強壯，那麼簡單的遛狗就可以幫妳實現這個願望。

晚上的空氣品質比早晨要好，所以早起鍛鍊身體不如在晚上活動一下。經常坐在辦公室的女性，沒有太多時間去鍛鍊身體，而且她們最大的薄弱之處就是手臂，很多人沒有足夠的臂力，在健身館裡舉槓鈴確實可以增強臂力，但是妳會練出很多肌肉，而且這只能鍛鍊到妳身體的某些部位。茶餘飯後，最適合養生的方式就是散步，這種運動不會太激烈，讓妳的胃難受。散步時加上一條寵物狗，就既能養胃，又能健臂了。手裡牽著狗，加快速速走起來，速度要比平常走路稍快一些，讓小狗小跑起來，而不是邊走邊張望左右。這樣走一段時間出汗後，再持續走二十多分鐘就可以了。每天如此，妳的身體會越來越強壯，同時，妳還增加了愛心。

正確用藥，讓心臟不再流淚

女性的身體沒有男性的強壯，但是在工作中卻承擔著與男性相同的責任，在家庭中還要做個好妻子和好媽媽，這些都讓女性筋疲力盡，所以女性的身體變得更加脆弱了，稍不留神，可能就會招來疾病。在很多情況下，人們都喜歡自己去買藥，懶得去醫院診治，所有的流感都用同一種藥物來對付，這是很危險的。

當女性步入五十五歲以後，心臟就處於了危險時期，這比男性患心臟病的時間要晚很多，這是因為女性體內的荷爾蒙在保護著心臟。這種荷爾蒙可以增加血管的彈性，穩定血壓，維持膽固醇在一個好的狀態之中，從而遠離血管硬化、阻塞。可是一旦女性進入更年期，體內的雌激素含量就會明顯降低，這是，心臟就失去了那種獨有的保護，這種突然狀況很難讓心臟適應，於是心臟和血管發生疾病的幾率就會猛烈上升。而且過了更年期這段時間，女性因為心臟病而死亡的機率要高於男性。因此，在這兩段時期如果亂服藥物，就會讓自己的心臟岌岌可危。

很多女性對藥物並沒有一個很清楚的認識，只要感冒或上火就吃消炎藥，這樣不但不能使自己康復，還可能會出現很不好的後果。這種情況主要是女性朋友們沒有分開消炎藥以及抗菌藥。在醫學上所公認的消炎藥可以解熱、抗炎、抗風溼，例如阿司匹林。這類藥物主要治療的是無菌性炎症。而在我們的生活中，常常認為抗菌藥是消炎藥，抗菌藥可以治療由各種細菌引起的炎症，這類藥在藥店都可以買到，但是沒有正確診斷自己的病情，就服用此藥，很容易導致不良後果。此外，如果女性用消炎藥來去除火氣，心臟衰竭的幾率就會大大增加。

再來看看那些豐滿的女性，他們整日為了追求苗條的身材而愁眉緊鎖，在廣告滿街的廣告中或是在好友的減肥經中得知到一種很有效果的減肥藥，於是她們就會前赴後繼的去購買。其實，她們並不知道這些減肥藥都含有哪些成分，只知道有效果，如果這些減肥藥像甲狀腺這樣的激素，就可能會導致心臟疾病。在服用減肥藥前一定要弄清它的全部成分，若是在服用一段時間後出現了心跳變快、心慌的症狀，一定要停止服用這類減肥藥。如果不及時停用，就會厭倦飲食，導致厭食症，甚至危害心臟以及腎臟等多處臟器。

其實，最好是什麼減肥藥都不要服用，減肥的方法有很多，只有懶人才會選用這種方法，這些減肥藥不是拯救妳的靈丹妙藥，而是捅入妳心臟的一把利劍。

在日常生活中，如果罹患了疾病，及時是很小的感冒或是上火，都應該去醫院諮詢一下醫生，這樣妳才能買到針對妳疾病的藥物，也才能更容易恢復健康，保護心臟。

多加鍛鍊心包經，讓女人擁有健康的乳房

在當今社會，患有乳腺癌等乳腺疾病的人只增不減，在全世界每年新增的乳腺癌患者中，每年都有很多人死於這種疾病，但是這種病並沒有引起人們注意。

每個人都會覺得這些可以致人於死地的疾病根本就不會發生在自己身上。但是病魔不會額外憐惜任何人，只要妳在生活中不注意保養，就會被乳腺疾病盯上。一旦纏上腫瘤或者是婦科疾病，治療起來就會非常困難。很多女性都只是在看過醫院的宣傳知識後才得知要保護好乳房，一般人根本就沒有這個意識，但是知道需要重視後，只是定期去醫院檢查，也是不夠的。這樣的檢查只能得知妳現在的乳房健康情況，不能說明妳沒有疾病，等到了晚期，身體才會有明顯的異樣，可這時已經太晚了。特別是女性到達三十五歲以後，病魔會不依不饒的緊跟其後，一有機會就會侵入人體。所以我們應該在健康的時候就採取措施預防這些乳腺疾病，這才是最明智的做法。

乳腺疾病與人的情緒息息相關，《靈樞．靈蘭祕典論》中記載：「膻中者，臣使之官，喜樂出焉。」可見，人的喜怒哀樂必須先由心包接受，然後經過心包經傳達給心臟。但是如果心包經不順暢，這些情緒就會阻塞，不能發散出去，那麼就可能導致憂鬱。而正是這些鬱悶、憂鬱、心情不暢的情緒大大增加了乳腺發生病變的幾率。

在女性的世界裡需要承擔的角色太多太多了，要扮演好員工、好妻子、好媽媽、好女兒，甚至是好朋友、好同事，在扮演這些角色期間，總會有一些事情讓她們心情不快，也許只是一件很小的事情在她們看來都是「不可饒恕」，因為她們很感性，情感很容受到波動。因此，每天下班後，女性朋友們需要在家中自我檢查一番，雙手放在左右兩個乳頭上，然後轉著圈摸摸、捏捏乳房中是否有硬塊，按的時候有沒有疼痛感。如果答案是肯定的，而且妳不是在月經期，就要注意了，要醫院去檢查一下，根據醫生的囑咐選擇正確的治療方法。

心包經在乳房外側，當乳房出現疾病時，都會在心包經上體現出來。因此，想要降低乳腺疾病的發病幾率就要調理好心包經。調理心包經要在日常生活中進行，其中一個很有效的方法就是按摩穴位。在心包經上有一個非常重要的穴位，它就是膻中穴，我們可以在兩個乳頭兩線的中間找到這個穴位。它屬於任脈，對於防治乳腺疾病有著很好的作用。經常按摩這個穴位，可以使人體遠離乳腺增生。那麼我們在日常生活中可以採用揉、推這兩種方法進行按摩這個穴位：

1．用右手或左手中指的指尖進行按揉這個穴位，每次持續二到三分鐘；

2．伸出雙手，用兩隻手的大拇指從這個穴位開始沿著正中線往上推，要緩慢有節奏，每次持續二到三分鐘。

以上兩種動作每天堅持做，就可以解決乳腺疾病的煩惱，而且還對乳房發育不良、產後乳汁缺乏等有一定的療效。

事實上，如果女性朋友們能夠經常保持一顆快樂的內心，沒事的時候要就笑一笑，不為生活中的雜事分神生氣，再加上注意調理自己的經脈，那麼，就一定可以擁有健康美麗的乳房。

戌時巧揉耳，讓女人百病不侵

在我們的身邊，妳可能看到，有些身形肥胖的女性朋友選擇用針灸耳朵的方法來減肥，身體肥胖，治療耳朵有什麼用呢？其實，當人體的五臟六腑出現問題的時候，不僅會在臉上體現出來，耳廓上也會發生反應。我們可以透過觀察它的異樣來診斷出自己體內的哪些臟器出現了問題，也可以透過對它進行刺激來達到治療疾病的目的。總之，人體的耳朵與體內的臟腑息息相關。

如果妳對著鏡子細細觀察妳的耳朵，妳就會發現它的整體的就像是倒懸在腹中的胎兒。其實耳朵上有很多穴位，每一個穴位或每一點都是與人體的內部緊密相連，所以，不管人體的哪些部位出現了問題，耳朵上與其相對應的地方就會出現異樣。《黃帝內經》認為人的耳朵某些位置與內臟相互對應。而且耳朵的大小、軟硬、粗糙、油膩等等狀態都與人體的健康有著密切的關係。

如果一個患有冠心病，那麼他的耳垂處就會出現一個明顯的斜著的皺痕。血管中的血液情況可以明顯的反映在耳垂上，如果一旦冠心病病發，耳垂組織就沒有足夠的血液供應，從而導致耳垂出現萎縮的現象，冠心病反覆發作，耳垂就會出現這條皺痕，這種判斷冠心病的方法失敗率很低。既然人的耳垂上的穴位與體內的臟腑僅僅相連，那麼，我們就可以透過在耳垂上使用一些按摩或者其他方法來防治人體的臟腑器官。一般常用的方法，我們推薦按摩方法。如果妳不清楚耳朵上的穴位，也不知道按摩哪裡對身體的哪些臟器有好處，那麼，妳只要隨便把整個耳朵都揉揉、搓搓就好了，經常如此，對於身體以及很多疾病的治療都很有好處，那麼主要動作包括：

1.**按摩耳輪**。用兩手的拇指和食指揉捏耳輪，按照從上到下，再從下到上的順序反覆進行，直到耳輪有熱感，再向外拉扯耳朵二十次左右。

2.**下拉耳垂**。用雙手揉捏耳垂，直至耳垂有熱感後，向下拉動耳垂二十次左右，當耳垂感覺到燙熱就可以停止了。

3.**上拉耳尖**。用雙手的拇指和食指捏著耳尖，仔細揉搓，直至有熱感產生，就向上拉起耳尖，總共需要拉動二十次左右。

4.**推耳根**。將兩手的中指和食指分別置於耳朵前後，從耳根下端用力推到耳根上端，連續進行四十五次左右。這樣的動作會使耳根發熱，還會使整個面部都感覺發熱。因此，上下來回推動耳根還可以治療頭暈、耳鳴等病，而且還可以讓面部更加有光澤。

5．**按壓耳窩**。先用雙手按壓耳朵最下端的凹陷處，產生熱感後，再按壓耳朵上端的凹陷處，直至產生熱感就可以了。

經常按摩耳朵既能讓我們的身體更加健康，還可以美容亮顏，對於廣大愛美女性而言，與其花費大量的金錢去美容院，不如花費二十多分鐘按摩按摩耳朵，美容並不能讓妳真正散發魅力，按摩耳朵才能讓妳從裡到外透出美麗。在戌時做做這些按摩動作，可以減輕腎虛、尿頻、陽痿等症狀。

當今工作在辦公大樓中的腦力工作者們，身心都承受著重大的壓力，頭暈眼花、腰痠背痛已經成了家常便飯，如果妳學習了以上耳朵的按摩法，那麼就在工作休息的時候，按摩按摩妳的耳朵，就可以緩解這些不適的症狀，而且還能重振妳的精神，消除疲勞。

第十二章　亥時

——陰陽交替，在睡夢中進行美麗的蛻變

想要留住青春就要拒絕做「夜貓子」

夜晚降臨，街上車水馬龍，燈火璀璨，人們的夜生活開始了。尤其是晚上九點，這個時間就像是一個分界線，享受夜生活的人們會在這時悉心打扮，在街上搖擺，而享受睡眠的人在這時就要開始盥洗，準備入眠了。每個人都有每個人的生活方式，但是這個時候妳最好能夠儘早進入夢鄉。

晚上九點與十一點之間的這段時間是亥時，這段時間是一整天中最美好的時候，人們用完晚餐，坐在沙發上靜靜的看電視，天地呈現出一片寂靜安詳的景象，然後洗完澡就享受鬆軟的大床。這段時間也是一天中具有轉折意義的重要時刻，陰氣到達了最高頂端，陽氣到達了最低頂端，陰陽升降將就此調換，而生命週期在這個時候也在更新。在這個時候最好只做一件事情：開始醞釀睡眠。在亥時醞釀睡眠，在子時之前進入熟睡狀態是最好的選擇，這樣可以得到新的生命力量，補充體內的陽氣，也可以達到養陰的目的。

時間一分一秒的走，我們怎麼追也趕不上它的腳步，但是我們可以留住青春的面龐，延長我們有限的生命。想要做到以上兩點病史很難，只要每天擁有充足的睡眠就可以了。而睡眠的關鍵就是「子午覺」。什麼是「子午覺」？就是在子時要進入熟睡狀態。

但是人不可能一上床就能夠睡到「雷打不動」的地步，所以要在亥時就爬上床才能夠實現這個目的。深度睡眠前必須要把心靜下來才可以，否則凌晨三點妳也睡不著。

在當代社會，有很多骨幹菁英正當青年就燃盡了他們生命的燭火，雖然他們並非因為同一個原因而逝去，但是，這些疾病一定都與他們平時的生活規律有莫大的關係。這些骨幹菁英在各自的行業中都是很優秀的，他們壓力大、精神緊張，還要經常熬夜工作，而且飲食也很沒有規律，也許在深夜他們還會加餐，這樣的生活使他們沒有一定的睡眠規律，即使輕鬆下來了，也很難在規定的時間入睡。這樣下去，身體就總在工作中，得不到應有的休息，沒有一天是精神十足的。長期如此，人體就會因為極其疲憊，支撐不住了，就會使人過勞死。

《黃帝內經》中記載「法於陰陽，和於術數，食飲有節，起居有常，不妄勞作」。但是，現在的工作強人總是想拼一拼，好讓自己更加成功。妳要想一想，妳是人，還是機器？機器都有發熱要「休息」的時候。人在到達三十五歲的時候，身體的機能就開始走下坡路了，在這時妳若再如此賣命，那就真的把命「賣」掉了。人可以吃得不好，但是不可以睡得不好，因為不按時睡覺時在與大自然抗爭，妳覺得妳能抗爭過自然嗎？

因此，想要挽留青春，就不要再如此拚命了，如果妳早早就入棺材了，誰來花掉妳拚命賺來的錢呢？一般情況下，上床的時間不要超過晚上十點半，以確保在晚上十一點就進入深度睡眠狀態。雖然要求在子時是晚上十一點，但是如果在十一點躺上床，身體的一切狀況都與在十點半就上床睡覺相差很遠。因為在亥時，氣血會流入三焦經，而三焦的狀態以及工作會直接影響到我們全身的健康，包括五臟六腑，氣血津液。所以在這個時候睡覺，有利於對三焦的養護。

在對世界上所有的長壽人進行調查時發現，這些長壽老人很大一部分都是晚上九點到十一點之間上床睡覺的。然而，如果太晚才去睡覺，三焦經沒有得到很好的養護，那妳的身體就會出現各式各樣的慢性疾病。

因此，留住青春的祕訣就在於在亥時睡覺，「拚命三郎」不適合養生，只會讓企業老闆眉開眼笑。

陽池穴，女性手腳冰冷的「殺手鐧」

冬季到來，寒風凜冽，人們都會感覺到嚴冬的寒冷，但是只要穿上足夠溫暖的衣物，就可以保存身體的熱量了，然而，有些人，特別是女性朋友，再厚重的棉衣也無法溫暖她們手腳，再溫暖的冷氣風也無法讓手腳恢復溫熱。這是為什麼呢？為什麼有的人穿的很少，手腳都是溫熱的呢？

《黃帝內經》中記載：「頭為諸陽之會，四肢為諸陽之末。」也就是說，頭頂的陽氣最充足，四肢的陽氣很少。而在冬季，「陽氣內守，不達四末」，意思是說在冬天人體內的陽氣很缺乏，傳到四肢，陽氣也就所剩無幾了。可是冬季本來就是一個寒冷的季節，根據熱脹冷縮遠離，人體的血管會收縮，使血液循環並不是很好，所以手腳更易發涼，嚴重的還會凍傷。針對於此，我們可以對陽池穴來進行調理。

陽池穴是三焦經的原穴。是元氣的根本所在，而三焦又是所有臟腑的「指揮部」，而且積聚著熱量，所以調理這個穴位，就可以調理五臟六腑的氣血，使人體內的陽氣逐漸增強，手腳也就會開始慢慢回溫。而且這個穴位在手上，離手掌很近，所以陽氣傳導起來比較快。而且人體的四肢左右、上下、相互對應，所以手上的陽氣生起來了，腳上的陽氣也有了。

有一個很年輕的小姐，她的手腳很少有溫暖的時候，幾乎都是冰涼的。冬天，在冷氣房中工作，別人都穿著薄毛衣，而她卻穿著棉襖，因為她的手腳太冰涼了。這種情況並沒有引起她多大的注意。可是在後來一次偶然的機會，她和一位很有學識的老中醫聊了此事，老中醫說，如果再不調理，這種症狀就會加重，每當冬季到來的時候，妳的手腳都會有凍瘡。雖然這不是什麼大病，但是凍壞了手腳，那種又痛又癢的感覺是很折磨人的。於是老中醫就推薦她一個艾灸方法，經過一段時間的調理，她的手腳已經不是那麼冰涼了。

上個案例中的老中醫推薦的艾灸法究竟如何做呢？

1．**調理手的方法**。在晚上大約九點左右，把艾條點著，用它來烤陽池穴，注意要把握好艾條的與身體的距離，大約兩公分就可以了，每天堅持十五分鐘左右就可以了，這個方法至少要堅持一個月左右。這個穴位在手腕中間的那個小窩處。

2．**調理腳的方法**。對於腳部就不需要艾灸了，每天在睡前泡泡熱水腳就可以逐漸改善腳涼的症狀。提前準備適量的艾葉，然後將其放入水中直至沸騰，用這樣的水進行泡腳，每次泡腳的時間別超過半個小時就好了，一個月後，腳部就會一天天恢復溫暖。

以上兩種方法只要堅持下去，一定會有成效。就中醫來講，艾葉具有溫性，可以入三條管理人體氣血的經絡。火是熱性的，所以把艾葉點燃就更能有溫陽的作用。這個方法很溫和，不會出現「上火」的症狀，這是因為這個方法是從人體最缺乏陽氣的地方入手的。但是，如果妳只知道用這個方法可以拯救妳的手腳冰涼，那就不能在較短的時間裡調整好妳的狀態。但是想要獲得更好的效果，就必須在亥時進行。因為只有在這時，人體的氣血才流至三焦經，所以才能獲取更好的療效。

為了更好的輔助治療手腳冰涼，在這裡，為大家推薦幾種輔助治療手腳冰涼的小偏方：

1．**大棗龍眼湯**。準備適量的大棗和龍眼，將兩者放入清水中煮開就可以了。

2．**大棗紅糖湯**。準備適量的大棗、生薑、紅糖。每天晚上放入清水中一起煎服。

3．**核桃人參湯**。準備核桃二十顆左右，人參六或七片，晚上將兩者放入水中，水開後，小火二十分鐘左右，臨睡前喝一些就可以了。

在亥時，艾灸完陽池穴，再來杯暖手暖腳湯，會讓妳的手腳更快得到陽氣的「關照」，得到氣血的滋潤，從而澈底擺脫手腳冰涼的症狀。

道家養生精華——「五龍盤體」

在當代社會，由於一些客觀原因，要求每個人都能夠在亥時入睡是不可能的，加班、夜工作等等，人們無法依照自己的意願去享受甜美的夢想，那麼「五龍盤體」就拯救妳的健康良藥。

「五龍盤體」是道家留給我們的「法寶」，醫學和道家本來就是分不開的，道家在中國有著最早的傳統，而「五龍盤體」是道家養生的精華之所在。這個養生功做法簡單，耗時短，而且不會讓人感到很勞累，這樣的養生方法，對需要讓夜班或加班的人們來說，真是一株救命草。

人們的生活節奏太快了，快得連飯都來不及吃，更何況是養生呢？但是養生就是需要花時間來做的事情，不能為了快速，而懶得去做，或是潦草了事。人的身體是最重要的，沒有了身體怎麼才能奮鬥？所以必須要重視自己的身體狀況，然而，總是存在一些人，他們總希望「一步登天」，尋到一種不耗時、又出效果的養生之法。這種方法也不是沒有，只是它過於簡單而忽視了，它就是道家的「五龍盤體」功。

五龍盤體功，一聽名字，我們就可以得知這種功需要躺著做，而且還要並用我們身體上的五個部位，即四肢和軀幹。雖然我們的工作都很繁忙，沒有時間去專門練功，但是每個人都要睡覺，這個功就是在床上完成的，因此，累的天旋地轉的人可以練練此功就好。當然，生活很有節奏的人，練習此功效果會更加美妙。

這種功法做起來一點都不難，基本上就和睡覺一樣，只要換個姿勢睡就好了。

1．這個功法的前提條件就是需要一張東西走向的床，然後在上床的時候，頭要向東，並側著身，方向隨意。在古代有「左青龍右白虎」之說，所以在練功時選擇向左躺或向右躺都是可以的，不要仰著躺，因為「側龍臥虎仰攤屍」。在古代，人們喜歡向右側身來練習此功，枕頭不僅要高度適宜，還要舒適鬆軟。

2．躺好後，閉上雙眼，嘴巴微閉，然後翹起舌頭來抵住上顎。

3．右手臂向外舒展，彎曲肘部，手心朝上輕輕的放在枕面上，手指不要用力，自然狀態就好了。左手臂向下彎曲，用手蓋住肚臍，讓手心上的勞宮穴對準肚臍眼。

4．右腿要伸直，但不能繃緊，自然狀態就可以，左腿稍微屈膝，大腿與小腿之間的角度要差不多四十五度，腳趾稍微內扣，但不可太過用力，上身自然向內彎曲就可以了。

以上四個步驟就是此功的主要動作，在練習此功時，不僅要擺放好姿勢，還要注意呼吸和精意念。呼吸的節怕要適度，不可過快或過慢，不要太過刻意而為。而內心還要清淨，絕無半絲雜念，大腦不要緊張，盡量放輕鬆，將所有的意念都集中在肚臍，不要總想，這樣會適得其反，難以入睡。這樣看來，這種功法只是一種睡前姿勢，不需要妳付出多麼大的體力活精力。而且還能讓妳更快的進入夢鄉，千萬不要質疑它的功效，因為真正簡單的東西才是人們經過人們無數次研究後所得出的精華。這是道家的養生祕訣，也是拯救不能按時入睡的妳的良方。關於這個功法還有一則口訣，就是：東首而寢，側身而臥，如龍之蟠，如犬之曲。一手曲肱枕頭，一手直摩臍腹，一隻腳伸，一隻腳縮。未睡心，先睡目，致虛極，守靜篤，神氣自然歸根，呼吸自然含育，不調息而息自調，不伏氣而氣自伏。從此我們也可以了解到這個功法是在睡覺時做的，而其真正的作用就是讓人更快入眠，而且減少夢境，提高睡眠品質。其實睡眠本來就可以滋陰養血、凝神養氣的，若是在入睡前練練「五龍盤體」，這兩者的功效就會結合在一起，更加強大。

「五龍盤體」可以說是非常好的助睡之功，是道家的偉大智慧。而能夠盡快入睡，三焦才能真正發揮出它應有的作用，讓人體及時排除體內的廢液，滋潤身體。因此，只要每晚工作後在床上練練此功，身體的新陳代謝就會更加順暢，人體就能夠充滿精神，健康狀況極佳。

貼心的三焦經讓女性告別斑點、魚尾紋、耳鳴、耳聾、耳痛、胸悶

隨著年齡的增長，女性的身體開始走下坡路，不僅身體狀況會不如從前，就連面部也出現了令人憎惡的斑點和魚尾紋，它們在很大程度上影響了女性的美貌，也使女性朋友們漸漸失去了自信，從而影響到工作以及生活。出現這種狀況，可以經常按摩一下三焦經。

非醫學專業的人應該對「三焦」都很陌生，但是我們都經常聽說「五臟六腑」，它就屬於六腑，可以調節腑臟的節奏，讓它們可以有條不紊的進行各自的工作。它包括上

焦、中焦和下焦。而其最重要的作用就是可以通行元氣和通調水道。人體的元氣需要三焦來運達到全身各處，使全身的五臟六腑有條不紊的工作。三焦就等同於中轉站，沒有它的作用，元氣就無法充滿全身，身體必然會出現差錯。有它的存在，身體才能氣血、經脈通暢無阻。所以氣血充足、經脈流暢，女性就不會出現斑點、魚尾紋、耳鳴、耳聾、耳痛、胸悶的症狀了。

那麼，應該如何按摩三焦經呢?首先我們應該了解三焦經的分布，它們主要在上肢的外側中間、肩部、側頭部。動作如下：

1.**用右手沿著三焦經的脈絡拍擊左手臂，然後再用左手拍打右手臂。相互替換拍打差不多十分鐘就可以了**。在拍打的時候，要注意出現疼痛感效果最好，這樣的方法可以促進身體的血液循環、提高免疫力，還可以使頭痛、咽喉痛等不良症狀得到緩解。

2.**按壓絲竹空穴**。先搓搓雙手，然後用中指輕輕的壓壓這個穴位，伴隨著輕輕呼氣。此穴的位置在眉梢的末尾凹陷的地方。經常按壓這個穴位，可以逐漸擺脫魚尾紋和眼帶。此外，要注意按壓時也要感覺到痠痛感為好。

3.**輕揉四白穴**。在胃經上有一個四白穴，它可以有美白的作用，那麼對於臉上的斑點也有一定的減輕作用。這個穴位在眼眶下面的凹陷處。經常揉揉這個穴位，就可以慢慢變白。

在這裡，我們需要提高警惕，如果我們不能和很準確的找到這些穴位，也不要緊，只要沒有偏離經絡就可以，因為只是偏離穴位，還在經絡上。不知道穴位的位置，在經絡線上按摩也是可以的。其他可以去除魚尾紋的穴位還有瞳子髎穴，用手輕輕按摩此穴，配合著輕輕呼氣，每壓一次就停頓幾秒，持續按壓多次。

想要獲得更佳效果，就要盡量在亥時按摩三焦經，因為這時的手少陽三焦經的氣血是最旺盛的，即使妳現在沒有爬到床上睡大覺，也可以警醒按摩，對身體也有很好的保養作用。但是對於五十多歲所出現的魚尾紋狀況，再怎麼按摩三焦經也是無濟於事的。提前出現魚尾紋的女性，可以在亥時用十分鐘左右的時間來按摩這些穴位，長期堅持下來，一定會有意想不到的驚喜。對於特別勞累的工作者或是身體虛弱的人，盡量在有時間的時候就按摩按摩這些穴位，效果會比較明顯。

上面的方法需要按摩三個穴位，而且穴位和經絡找起來也比較麻煩，很容易出現錯誤，現在為大家介紹個更簡便的方法，就是雙手托天理三焦。動作是這樣的：

1．身體站直，兩腳離開一段距離，與肩同寬，雙手自然置於雙腿兩側；

2．雙臂完全，置於胸前，就像抱住柱子一樣，接著雙手相互交叉，緩慢舉向頭頂，兩眼一直不離開手背；

3．手臂緩慢放下，恢復到初始狀態。

在練習這個方法的時候，身體能繃直就繃直，這樣有利於打通三焦。每次鍛鍊的時間要維持在十分鐘以上，每天一次，漸漸就會有效果。此外，每天都做這些動作，但是妳卻照樣保持著自己以前熬夜的惡習，那麼再強大的鍛鍊方法對妳也是於事無補，養生在與鍛鍊身體，但是這一切只有在順應自然的基礎上練習才能真正有養生的作用。

亥時，女人懷孕的有利時刻

人體的生理在一天之中會經常變化，因此，想要擁有一個健康的寶寶就要調對時辰，那麼，什麼時辰才是女人懷孕的黃金時刻呢？在中醫看來，亥時是最有利的受孕時刻。

在公司裡，有這樣一位女士，當她得知自己懷孕的消息後，就緊張得坐立不安，經常打電話諮詢醫師，應該注意些什麼，怎麼吃才能讓寶寶更聰明，什麼不能使用……一整天下來，她都不能安靜的坐下來，總是怕自己做錯什麼事情。

其實每個媽媽都是這樣的，只是沒有案例中的女性那麼誇張而已。但是有些人更關心的問題不是懷孕後要注意什麼，而是在什麼時刻懷孕才能孕育出健康的寶寶，她們的想法是：從根本上解決寶寶的健康問題。

那麼為什麼亥時就是受孕的最佳時刻呢？「亥」的古字很形象的為我們做了解釋：上面有兩個橫槓，一長一短代表陰與陽，而下面有兩個「人」字並排在一起，前面的一個「人」字前方凸起，像孕育著孩子，也就是懷孕的意思。中國文化博大精深，漢字也是，都是前輩們經過幾百年甚至幾千年一點一點研究總結出來的。

中醫也認為亥時受孕更有利於寶寶的健康，在五行之中，亥對應的是木，而在春季到來的時候，樹木就會抽出新芽，這是新的生命的開始。所以，這裡的「木」代表新生命。而人如果在亥時，也就是晚上九點到十一點這段時間受孕，就是順應自然，蘊含旺盛的生機。

在亥時之前是戌時，那時氣血流至心包經，心包主管著人的好心情，因此，在心包經旺盛的時候，人們的心情是非常愉快的。那麼，如果在這種愉悅感即將消逝的時刻，緊接著再進行令人愉快的「運動」，那麼人的心情就會非常好，這時行房事可以提高受孕的品質。

此外，在晚上九點到十一點這段時間，人們已經用完了晚餐，在家中坐著看電視或聽廣播，好讓食物好好的消化掉，這時值班的是三焦經，它可以掌控管理人體的氣血，調動元氣。在三焦經的作用下，人體的精、氣、血都處在充足的狀態，特別有利於人體受孕保胎。

但是如果三焦經「工作」出現了故障，那麼人體自身在這個時刻就不能具備受孕品質高的條件，因此，讓三焦經保持暢通無阻才是至關重要的。那我們應該怎麼做呢？明代的一位醫學家認為：「上焦主納而不出，其治在膻中；中焦主腐熟水穀，其治在臍旁；下焦主分清泌濁，其治在臍下。」從這我們就可以知道，疏通三焦經，只要多按摩膻中和肚臍四周就可以了。

那麼膻中的位置在哪裡呢？它就在人體的正中線與兩乳頭連線相交的地方。在晚上，沒有事情的時候，躺在床上揉揉、按按，就可以讓上焦的氣血流動順暢；按完膻中，再用手掌揉揉肚臍四周，就可以使剩下兩焦保持通暢，讓身體盡快排出垃圾。長期堅持下去，身體就會形成一個良性循環，全身氣血暢通，身體強壯，這樣的身體才是孕育生命的好身體。

按摩的時候一定要選擇在亥時進行，戌時人的心情很愉快，那麼到了亥時，人體體力就會得到恢復，在這個時候進行愉悅男女身心的活動是最好的，陰陽結合，享受幸福，這使得夫妻間的感情更加濃稠，在這種身體狀態極佳、心情極佳的時刻，孕育的生命會更加健康。

但是不要以為只要在這個時候行房事就一定可以得到一個健康的胎兒，亥時是受孕的最佳時刻，只是相對其他時辰而言的。並且決定胎兒健康的因素有很多，不只是時辰，如果剛剛飲完酒或大量工作後，又或者是沒有好心情的時候，都會對胎兒造成不良影響，而且對自身來說，也是損傷很大的。

但是在亥時受孕，有一定的機率可以得到健康的胎兒，這總比沒有要強。因此，想要優生的夫妻，都來嘗試一次吧。

調整睡眠姿勢與方位，亥時入睡更香甜

現代人生活節奏快，經過一天的勞累，夜晚終於可以澈底休息放鬆了，於是大部分人上床後幾乎就沒怎麼改變睡眠姿勢。每每從夢中醒來，都會覺得頭昏眼花，身體很是疲憊，為什麼休息一夜了，醒來還是想睡覺呢？這是因為妳的睡眠姿勢不正確。

一個人在睡覺的時候姿勢是經常變化的，孫思邈在《千金要方》中提出，人臥一夜當做五度反覆，常逐更轉。也就是說，人不能總是保持臥姿睡眠，這樣的睡姿不健康。除了睡眠姿勢影響睡眠品質外，睡眠的方位和睡眠品質也是息息相關的，這個方位包括人的睡眠方位和床的方位。

我們知道地球磁場的磁力線方向是由北向南的，當我們的睡眠方向與磁力線方向垂直時，那麼磁力就會成為人體生物電流的一種阻力，如果我們的身體想要恢復正常運轉，那麼就需要耗損大量熱量，若是身體有足夠的能量，那麼就沒相關係；若是身體沒

有那麼多的能量供應了，人體就會出現病態，而且還會因為過多的消耗能量，使身體周圍環繞著熱量，從而導致心煩氣躁，影響睡眠。因此，床的拜訪方向應該是南北方向的，人在睡覺的時候也應該頭部朝北，腳朝南，這樣地磁線就不會阻礙人體的生物電流，減少人在睡眠時的能量消耗。

那麼在睡眠姿勢上我們應該怎樣做才能讓睡眠品質提高上去呢？從中意的角度來看，恰當的睡眠姿勢是向右側臥躺，微曲雙腿。向右側躺，使心臟在高處，從而免受了擠壓；使肝臟位於低處，可以促進它的供血功能，從而使食物更快的消化掉；而且在這樣的睡姿，使得胃以及十二指腸的出口都在下面，可以促進食物排空。這種睡姿是很好，但是為什麼其他的睡姿就不好呢？

仰躺入睡的這種姿勢並不能讓人們放鬆全身，得到最好的休息。因為人在平躺的時候，真個身體都不能活動，而且當腹腔產生壓力時，這種睡姿就會讓人有憋悶的感覺。

俯臥是最最不提倡的一種睡眠姿勢，因為俯身壓在床上，會壓迫到胸部和橫膈膜，從而增加心臟的負擔。此外，這種姿勢會使腰椎處於一個姿勢，不僅不能緩解腰椎的疲勞，還會壓迫腰椎上的某些關節。如果再將頭部扭向左邊或是右邊，還會傷害到頸肌。

左側臥的睡姿，透過調試腿的姿勢來達到緩解疲勞的目的，但是會加重心臟的負擔，而且胃以及十二指腸的開口會朝上，從而導致胃中的食物不能很快的排空。

在亥時，採用頭北腳南的睡眠方式以及右側臥的睡眠姿勢，就可以讓的睡眠品質節節高升，但是也不要太刻意去調整妳的睡眠姿勢，這樣會讓妳難以入睡。

但是如果以上三點妳都做到了，還是不能入睡，可能是因為壓力比較大，這時妳可以試試冥想法了。冥想的方法主要讓妳的右腦進行工作，透過想像畫面而景象，從而達到愉悅身心、緩解壓力的目的。但是在這之前，妳要做到以下幾點：

1. **讓右腦活躍起來**。充分發揮妳的想像力，不要拘泥於我們日常生活中所看到的景象，這樣不僅可以緩解壓力，還可以突然迸發出靈感。妳可以想像妳正在一個仙境之中，這裡的一切都是用棉花做成的，而且色彩斑斕，軟綿綿的雲朵、軟綿綿的小山丘以及用彩色棉花編織的花海……慢慢的妳就會被舒適的感覺所包圍，從而進入甜美的夢鄉。

2. **將垃圾資訊格式化**。將妳一天接收到的資訊清點一下，看看哪些是妳是沒有必要儲存到大腦中去的，就將那些資訊格式化吧。怎麼格式化呢？首先應該放鬆身體，然後將那些垃圾資訊想像成一架飛機，飛機起飛然後離我們越來越遠，最後消失不見，這時妳就會發現妳的大腦更加輕鬆了。

3. **排除一切干擾**。干擾分為兩個部分，一是外界干擾，二是自身干擾，外界的干擾有圖像和聲音，自身干擾只有圖像一種形式。我們在浸入名向前一定要先解決這些干擾，大腦思考事情的時候，可以一件一件按順序的進行，思考完了，就不會有干擾了。

做完這些準備，我們就可以浸入冥想階段了，平躺在床上，自然閉上雙眼，放鬆全身，做一次深呼吸，然後幻想著自己在一個遼闊明亮的地方，那裡有著綠油油的小草，緩和的微風，還有搖著尾巴吃草的馬群，當妳想像著這一切的時候，慢慢的妳就會進入夢鄉。

電子書購買

國家圖書館出版品預行編目資料

十二時辰養生法：揮別痛經，拒絕溜溜球效應，輕鬆擁有超逆齡健康肌膚，一本屬於「她」的養生經 / 馬淑君、劉金鳳 著 . -- 第一版 . -- 臺北市：崧燁文化事業有限公司 , 2021.07
面； 公分
POD 版
ISBN 978-986-516-674-8(平裝)
1. 中醫 2. 養生 3. 婦女健康
413.21 110008375

十二時辰養生法：揮別痛經，拒絕溜溜球效應，輕鬆擁有超逆齡健康肌膚，一本屬於「她」的養生經

臉書

作　　者：馬淑君、劉金鳳
發 行 人：黃振庭
出 版 者：崧燁文化事業有限公司
發 行 者：崧燁文化事業有限公司
E-mail：sonbookservice@gmail.com
粉 絲 頁：https://www.facebook.com/sonbookss/
網　　址：https://sonbook.net/
地　　址：台北市中正區重慶南路一段六十一號八樓 815 室
Rm. 815, 8F., No.61, Sec. 1, Chongqing S. Rd., Zhongzheng Dist., Taipei City 100, Taiwan (R.O.C)
電　　話：(02)2370-3310　　傳　　真：(02) 2388-1990
印　　刷：京峯彩色印刷有限公司（京峰數位）

定　　價：320 元
發行日期：2021 年 07 月第一版
◎本書以 POD 印製